Christian Schwegler

Grundkurs Hypnosetherapie

Lehrbuch der klinischen Hypnosetherapie
Angepasst an die Grundkurse der wichtigsten deutschsprachigen Fachgesellschaften

Erste Auflage

Redaktionelle Bearbeitung: Julia Schwegler und Manfred Freund
Satz: Christian Schwegler
Fotos: Christian Schwegler und Sven Weber.
Umschlaggestaltung: Christian Schwegler
Druck und Bindung: Paper & Tinta - Nadma (Polen)
Vertrieb: Mad Man`s Magic UG - Kaltenkirchen

Schwegler, Christian:
Grundkurs Hypnosetherapie
Lehrbuch der klinischen Hypnosetherapie
Angepasst an die Grundkurse der wichtigsten deutschsprachigen Fachgesellschaften

Erste Auflage (2015)
ISBN: 978-3-9524457-0-9

Inhalt

Einleitung

Als ich mit dem konkreten Schreiben dieses Buches begann, stellte ich mir zunächst die Frage, was es für ein Buch werden sollte und für wen ich es denn schreiben wollte.
Sollte es ein Manual sein, welches man durchliest, um anschließend dann hypnotherapeutisch arbeiten zu können? Nein, ich denke, das ist kaum möglich, denn die Hypnosetherapie lebt ja gerade vom „Erleben“. Insofern sollte man dieses Therapieverfahren sicherlich in Kursen, Seminaren und Workshops lernen.
Sollte es ein Skript, begleitend zu den in Deutschland, Österreich und der Schweiz angebotenen Grundkursen sein? Schon eher, nur ergaben sich dann die Schwierigkeiten, dass sich die Grundkurse zwar allgemein inhaltlich sehr gleichen, im Speziellen allerdings von Ort zu Ort soweit variieren würden, dass so ein allgemein gültiges Skript sehr schwer zu realisieren wäre.
Ich habe mich daher entschieden, ein Lehrbuch zu schreiben, welches zum einen in sich schlüssig ist, zum anderen aber auch deutlich macht, dass zum Erlernen des Verfahrens eben auch der persönliche Kontakt zu erfahrenen Lehrern und das Üben und Ausprobieren mit Kollegen in Kursen notwendig ist. Inhaltlich habe ich mich an den Curricula der großen deutschsprachigen Hypnosetherapiegesellschaften orientiert und diese dann durch Übungen und Techniken ergänzt, welche ich für einen Grundkurs Hypnosetherapie als sinnvoll und wichtig erachte. Das hat dazu geführt, dass dieses Buch etwas umfangreicher geworden ist, als es ursprünglich geplant war. Dafür habe ich jetzt aber auch das gute Gefühl, ein anschauliches und vollständiges Lehrbuch für die Grundlagen der Hypnosetherapie anbieten zu können.
Ich wünsche viel Spaß beim Lesen und Lernen.

Klärung der Begrifflichkeiten

Wenn ich mit Menschen, die ich neu kennenlerne, über meinen Beruf spreche, dann spüre ich meist großes Wohlwollen, wenn ich erzähle, dass ich Arzt bin. Dieses Wohlwollen verändert sich dann schon in eine leichte Skepsis, wenn aus dem Arzt im weiteren Verlauf ein Psychiater wird. Wenn ich dann auch noch erzähle, dass ich mit Hypnosetherapie arbeite, wird aus dem anfänglichen Wohlwollen entweder Entsetzen und mein Gegenüber wird recht wortkarg, oder es entsteht so eine Art Zirkusatmosphäre mit der Bitte an den Hypnotiseur, doch einmal verzaubert zu werden. Ich bemühe mich dann immer zu verdeutlichen, dass die Hypnosetherapie eine ganz normale, wissenschaftlich anerkannte, Psychotherapieform ist und nichts mit den Bühnenshows gemeinsam hat, die sicher den größten Anteil an dem etwas zwiespältigen Ruf der Hypnosetherapie haben.
In erster Linie muss also zwischen *Hypnotiseur* und *Hypnosetherapeut* unterschieden werden. Dabei macht das Wort Therapeut schon deutlich, dass es sich bei Letzterem um einen Anwender eines Heilberufes handelt, der die Hypnose im therapeutischen Setting einsetzt, um kranken Menschen damit zu dienen. Hierzu sei vielleicht kurz vermerkt, dass das Wort *Therapeut* aus dem Griechischen stammt und als *Diener* oder *Pfleger* übersetzt werden kann.
Der Hypnotiseur hat im Gegensatz dazu meist keine therapeutische Ausbildung und nutzt die Hypnose zu Unterhaltungszwecken oder aus niedrigen Beweggründen. Leider funktioniert diese Einteilung zumindest in Deutschland nicht besonders gut, da hier die Berufsbezeichnung „Hypnosetherapeut" nicht geschützt ist und sich somit auch jeder Hypnotiseur so nennen kann. Es bedarf also keinerlei therapeutischer Ausbildung, um sich als Hypnosetherapeut selbstständig machen zu können. Dies führt dazu, dass man sich nicht auf den Titel verlassen kann, sondern die Person, die mit Hypnose therapiert, genauer durchleuchten sollte.

An dieser Stelle halte ich es daher für sinnvoll, Hypnosetherapeuten in drei Gruppen einzuteilen:
In **Gruppe 1** finden sich **Ärzte** und **Psychologen** wieder, also approbierte Fachgruppen, die ein Studium mit therapeutischem Hintergrund absolviert haben und somit sicherlich prädestiniert sind, Hypnosetherapie zu erlernen und dann auch mit diesem Verfahren zu arbeiten.
In **Gruppe 2** finden sich weitere Heilberufe, wie z.B. psychotherapeutisch tätige **Heilpraktiker** oder **Krankenpfleger** mit Psychiatrieerfahrung. Es gibt unter den Mitgliedern aus Gruppe 1 sehr kontroverse Diskussionen, ob man z.B. Heilpraktiker in Hypnosetherapie ausbilden sollte. Meine Meinung dazu ist, dass wir dies auf jeden Fall tun sollten. Zum einen habe ich viele Heilpraktiker und während meiner Arbeit in einer psychiatrischen Klinik auch viele Pflegekräfte kennen gelernt, die meiner Meinung nach hervorragende Psychotherapeuten waren. Zum anderen bin ich mir aber auch darüber bewusst, dass diese Berufszweige sich mitunter auch in sehr fragwürdigen Schulen in Hypnosetherapie ausbilden lassen. Wenn wir Ärzte und Psychologen also wollen, dass es mehr gute Hypnosetherapeuten gibt, dann sollten wir unsere Ausbildungsstätten eben auch für diese Gruppe öffnen.
In **Gruppe 3** befinden sich all die Berufszweige, die überhaupt gar **nichts mit Therapie zu tun haben**. Oft haben diese „Therapeuten" einen Hang zum esoterischen und sind dann irgendwie auf die Idee gekommen, sich als Hypnosetherapeuten ein neues Standbein zu schaffen. Leider gibt es recht viele „Hinterhofschulen", die jeden in Hypnose ausbilden und dann auf die Menschheit loslassen. Hier sollten Patienten also unbedingt aufpassen, dass nicht überall, wo Hypnosetherapeut drauf steht, auch Hypnosetherapeut drin ist.
Apropos Hinterhofschule: Dieses Buch soll Sie auf Ihrem Weg durch den Grundkurs Hypnosetherapie begleiten. Da wäre es eigentlich auch gut, Ihnen eine passende Schule zu empfehlen, in der Sie Hypnosetherapie lernen können.
Mein wichtigster Tipp hierzu ist: Schauen Sie sich an, wer an dieser Schule unterrichtet. Die Dozenten sollten auf jeden Fall aus approbierten Heilberufen stammen, denn nur diese haben auch schon einmal eine Psychiatrische Klinik von innen gesehen... und ich meine hier nicht als Patient. Dieses Wissen ist meiner Meinung nach ausgesprochen wichtig, da zumindest die Lehrer sich mit schweren psychischen Krisen

auskennen sollten und Patienten mit solchen Krankheitsbildern findet man in größerer Zahl eben nur in den Kliniken. Die Hypnosetherapie arbeitet mit Trancen. Diese können (und sollen manchmal auch) zu dissoziativen Zustandsbildern beim Patienten führen. Wenn man sich nicht mit psychotherapeutischem Krisenmanagement auskennt, dann kann das fatale Folgen für den Patienten haben. Also Hände weg, von fragwürdigen Schulen.

Wer ganz sicher gehen will, eine ordentliche Ausbildung zu bekommen, wendet sich an eine der großen Fachgesellschaften. Diese habe ich im Kapitel Empfehlenswerte Ausbildungsinstitute (s.S. 137) nach bestem Wissen und Gewissen aufgeführt. Es gibt natürlich auch einige gute Schulen, die nicht unter diesen Gesellschaften zu finden sind. Hier empfiehlt es sich, dann aber genau zu schauen, wer sich als Dozent hinter dem Angebot verbirgt und was für Ausbildungen und Erfahrungen die jeweiligen Dozenten mitbringen.

Der Vollständigkeit halber möchte ich hier auch noch auf die Bezeichnungen Hypnosetherapeut und Hypnotherapeut eingehen. Es mag hier durchaus geschichtliche Unterschiede geben. Heutzutage werden diese beiden Begriffe allerdings meist synonym verwendet.

Geschichte der Hypnosetherapie

Ich halte die Geschichte der Hypnosetherapie zum einen für sehr spannend und zum anderen denke ich, dass man die Hypnosetherapie ein wenig besser verstehen kann, wenn man sich mit ihrer Entwicklung auseinandergesetzt hat. Insofern möchte ich diesem Thema an dieser Stelle auch ein eigenes Kapitel widmen.

Bis vor ca. zwei Jahren nahm ich an, dass der Ursprung der Hypnosetherapie in Ägypten lag. Die erste gut erhaltene Anleitung für den Einsatz von Hypnosetherapie findet sich nämlich im sogenannten Papyrus Ebers. Dieser Papyrus ist eine ägyptische Schriftrolle, die im 19. Jahrhundert in Theben entdeckt und 1872 von Georg Ebers für 40.000 Taler für die Universitätsbibliothek Leipzig erworben wurde, wo sie noch heute verwahrt wird. Die Schriftrolle stammt aus dem 16. Jahrhundert vor Christus und ist somit über 3.500 Jahre alt. In ihr werden neben der Hypnosetherapie verschiedenste Krankheiten, Heilmittel, Kräuter und Symptome beschrieben, so dass diese Schriftrolle vermutlich das älteste gut erhaltene „Lehrbuch der Medizin" darstellt.
Der Einsatz von Trance zu medizinischen Zwecken oder zur Leistungssteigerung (Coaching) ist allerdings deutlich älter. Das älteste mir bekannte Zeugnis hierzu ist der Löwenmensch aus dem Hohlenstein-Stadel (Schwäbische Alb). Diese 31cm große, aus Mammut-Elfenbein geschnitzte und 34.000 Jahre alte Statuette zeigt ein Mischwesen, bestehend aus einem Menschenkörper mit einem Löwenkopf. Solche **Tiermenschen** werden heute unter anderem mit Trancephänomenen in Verbindung gebracht, bei denen ein Mensch über die Identifikation mit einem Tier von dessen besonderen Fähigkeiten und Charakteristika profitieren kann, er also beispielsweise stark wie ein Bär oder ausdauernd wie ein Wolf wird.

Selbsterfahrung: Verwandlung in einen Tiermenschen.
Hierzu eine kleine persönliche Erfahrung. Ich habe im Jahr 2013, bei einem Vortrag von Walter Bongartz, das erste Mal von der Bedeutung dieser Tiermenschen gehört. Später am Tag saß ich dann in einem recht langweiligen Seminar und bemerkte, wie mein Rücken mehr und mehr schmerzte und ich mich zunehmend unwohler fühlte. Daher beschloss ich, für ein paar Minuten in Trance zu gehen und einmal auszuprobieren, ob mir die „Verwandlung“ in ein Tier helfen könnte. Hierbei fiel mir ein Video auf Youtube ein, bei dem ein Leopard durch einen Fluss schwimmt, sich dann an ein Krokodil anschleicht und dieses dann erlegt. Ich habe mir also vorgestellt, dieser Leopard zu sein, nur dass ich mich auf das Schleichen durch den Dschungel beschränkte und kein Krokodil jagen wollte. Je tiefer ich in diese Szene eintauchte, desto mehr spürte ich die Kraft und Energie des Leoparden in mir. Als ich dann nach ein paar Minuten die Trance auflöste und mich wieder Richtung Seminar orientierte, saß ich kerzengerade auf meinem Stuhl, fühlte mich kräftig und erfrischt und hatte keinerlei Rückenprobleme mehr. Das war auch für mich sehr überraschend!

Wir können also, basierend auf steinzeitlichen Tiermenschen, davon ausgehen, dass Trancephänomene zumindest im „Coaching-Bereich“, also zur Verbesserung der Leistung beim Jagen oder Kämpfen, bereits seit mehr als 30.000 Jahren genutzt werden.
Die ältesten Zeugnisse medizinischer Anwendungen von Hypnose stellen vermutlich ägyptische Hieroglyphen in ca. 5.000 Jahre alten Gräbern dar. Dabei hat sich die Hypnose offensichtlich recht lange in Ägypten gehalten und fand zur Zeitenwende mit dem **Heilschlaf** in Isis-Tempeln ihren Höhepunkt. Hier konnten Kranke in einen der Göttin Isis geweihten Tempel kommen und sich dort durch hypnotische Rituale in einen Heilschlaf versetzen lassen. Während dieses Heilschlafes, heute würde man dies eine therapeutische Trance nennen, konnte den Kranken dann die Göttin Isis erscheinen und sie entweder von ihren Gebrechen heilen, oder ihnen Hinweise geben, was sie tun sollten, um wieder gesund zu werden.
Diese Form von Heiltempeln setzte sich um die Zeitenwende herum im gesamten Mittelmeerraum durch. Die meisten dieser Tempel wurden

sowohl von den Römern als auch von den Griechen dem Gott Asklepios geweiht. 1977 wurden in Trier, auf dem Areal des Krankenhauses der Borromäerinnen, beim Bau einer Tiefgarage größere Mauerzüge einer Tempelanlage frei- gelegt, von der man inzwischen weiß, dass sie im ersten Jahrhundert nach Christus errichtet wurde und ebenfalls Asklepios geweiht war. Der hypnotische Heilschlaf fand also, ausgehend von Ägypten, eine sehr weite Verbreitung.

Die Idee des ägyptischen Heilschlafes findet sich übrigens heute noch in einigen hypnotherapeutischen Techniken wieder. Die bekannteste Anwendung ist vermutlich die **Arbeit mit dem inneren Heiler**. Hierbei wird der Patient in Trance gebracht und ihm dabei erzählt, dass jeder Mensch ganz besondere Heilkräfte in sich trägt, die ihm helfen, sich von seinen Krankheiten zu erholen und seine Wunden zu verschließen. Dann wird der Patient gebeten, sich einmal vorzustellen, dass diese Heilkräfte wie ein innerer Heiler seien, der wie ein Teil von ihm selber ist. Im nächsten Schritt darf sich der Patient dann vorstellen, wie der innere Heiler aussehen würde, wenn er einmal aus ihm heraustreten und vor ihm stehen würde. Jetzt könnte der Patient seinen inneren Heiler fragen, was er tun kann, um wieder gesund zu werden, oder er kann den inneren Heiler auch ganz direkt darum bitten, ihn wieder gesund zu machen. Das entspräche dann im Schlaftempel dem Kranken, der Asklepios um Heilung bittet.
Die modernere Hypnosetherapietechnik geht allerdings noch einen Schritt weiter, denn hier bittet man den Patienten, jetzt einmal in die Rolle seines inneren Heilers zu schlüpfen und sich den kranken Patienten einmal von außen anzuschauen. Aus diesem Perspektivenwechsel heraus darf der Patient jetzt erfahren, was ihm in der Rolle des inneren Heilers für gute Ideen kommen, wie er wieder gesund werden könnte.

Mit dem Christentum verschwanden die Heilrituale dann zunehmend aus Europa. Die Anwendung von Tranceritualen ging in die Hände der Kirche über, wo sie für Gebete und Predigten genutzt wurden. Eine besondere Form der therapeutischen Arbeit mit Trance war dabei sicherlich der **Exorzismus**. Hierbei wurden durch verschiedene Gebete und Rituale, Teufel oder Dämonen aus einem kranken Menschen herausgetrieben. Ein sehr bekannter Exorzist, der vielleicht einen der Grundsteine zur heutigen Hypnosetherapie gelegt hat, *war Pater Johann Joseph Gassner*.

Gassner entwickelte im 18. Jahrhundert eigene Ideen zum Exorzismus, die er sogar in Lehrschriften niederschrieb. Hierbei ging Gassner davon aus, dass man zunächst mit Gebeten und Segensprechungen den Teufel durch den Körper des Patienten treiben müsse, um anschließend die Kontrolle über ihn zu bekommen und ihn dann komplett aus dem Körper vertreiben zu können. Nachdem er auf diesem Weg den Teufel aus dem Körper des Patienten vertrieben hatte, brachte er dem Patienten die notwendigen Gebete bei, so dass der Patient selber den Teufel vertreiben konnte, falls dieser noch einmal Besitz von ihm ergreifen sollte. Dies war ein enorm großer Schritt in Richtung moderne Psychotherapie, denn zum ersten Mal erhielt der Patient selber die Kontrolle über sein Symptom.
Gassner hatte mit seinen Heilungen und Teufelsaustreibungen enorm viel Erfolg, so dass er vom Bischof Fugger 1774 nach Regensburg berufen wurde. Hier erreichte Gassner einen noch größeren Bekanntheitsgrad, so dass er bald einen unbeschreiblichen Zulauf aus Böhmen, Österreich, Bayern, Schwaben, Franken, ja selbst aus den niederrheinischen Provinzen hatte. Dieser Erfolg brachte allerdings auch mehr und mehr Zweifler und Kritiker hervor, so dass Kaiser Joseph II. 1777 eingriff und eine Untersuchung der Heilkünste Gassners in Auftrag gab. Diese Untersuchung führte ein Arzt namens *Franz Anton Mesmer* durch.
Mesmer schloss seine Untersuchung mit dem Schluss ab, dass Gassner weder ein Heiliger, noch ein Wunderheiler sei, sondern sich einfach nur unwissend des **Animalischen Magnetismus** bedient habe, also eines Therapiekonzeptes, welches Mesmer 1775 entwickelt hatte. Während Gassner nach dem Prozess auf eine kleine Pfarrei nach Pondorf versetzt wurde, wo er zwei Jahre später verstarb, wurde Mesmer zu einem Superstar seiner Zeit und zog 1778 nach Paris, wo er eine ausgesprochen gut gehende Praxis unterhielt und die Lehre des animalischen Magnetismus unterrichtete.
Nach seiner Theorie war jeder Mensch von einem Biomagnetfeld umgeben, welches bei Krankheiten gestört war. Um die Krankheit zu hei-

len, musste dieses Magnetfeld wieder gerichtet werden. Dies konnte in erster Linie durch einen Therapeuten mit starkem gesunden Magnetfeld getan werden und genau so ein starkes gesundes Magnetfeld hatte Mesmer. Die Therapie sah dabei so aus, dass der Therapeut in immer wiederkehrenden Bewegungen über den ganzen Körper oder über einzelnen Körperstellen des Patienten strich und so das kranke Biomagnetfeld des Patienten langsam wieder zum Gesunden korrigierte. Diese Rituale dauerten teilweise mehrere Stunden, bis der Therapeut die Sitzung beendete. Ein Zeichen des Erfolges war, dass die Patienten langsam in einen tranceartigen Zustand übergingen oder sogar ganz einschliefen. Je bekannter Mesmer mit seiner Heilmethode wurde, desto mehr Patienten kamen zu ihm, worauf er zunehmend Gruppenheilungen anbot und später sogar Wasser „mesmerisierte“, um dies dann an Kranke zu verkaufen, die daraufhin gesund wurden. Heute kommt einem so etwas fast unglaublich vor. Wenn wir allerdings bedenken, dass moderne Antidepressiva, in von den Pharmaunternehmen durchgeführten Studien auf Placeboeffekte von 85% kommen, kann man sich durchaus die Frage stellen, ob zukünftige Mediziner in 200 Jahren über uns nicht ähnlich denken werden, wie wir über die Menschen des 18. Jahrhunderts.

Mit seinem Erfolg schaffte sich Mesmer schnell Neider und viele Naturwissenschaftler glaubten nicht an seine Thesen zum Biomagnetfeld. So wurde 1784 eine königliche Kommission unter dem Vorsitz des amerikanischen Diplomaten und Wissenschaftlers Benjamin Franklin einberufen, um Mesmers Heilmethode zu untersuchen. Neben Franklin war die Kommission mit hochrangigen Wissenschaftlern, wie dem Chemiker Antoine Laurent de Lavoisier, auf den das heutige Periodensystem der Elemente zurückgeht, und dem Arzt und Erfinder Joseph-Ignace Guillotin besetzt.

Mesmer wurde von der Kommission unter anderem gebeten, ein Glas Wasser zu mesmerisieren, welches einem an Schwindsucht (Tuberkulose) erkrankten Patienten verbreicht werden sollte. Kurz nach dem Genuss des Wassers zeigte der Patient tatsächlich eine deutliche Besserung der Symptome, was allerdings nicht auf das Wasser zurückgeführt werden konnte, da dies ohne Wissen des Patienten durch normales, nicht mesmerisiertes Wasser ausgetauscht worden war. Wenn

man so möchte, war dies also einer der ersten dokumentierten Versuche mit der Verabreichung eines „Placebos".
Die Kommission stellte schlussendlich fest, dass die Wirksamkeit von Mesmers Behandlung höchst fragwürdig ist und nicht belegt werden konnte. Außerdem bemängelte die Kommission ethisch-moralische Probleme bei Mesmer-Therapeuten, da aufgefallen war, das junge weibliche Patientinnen über die Maßen häufig und sehr intensiv im Genitalbereich und an den Brüsten mesmerisiert wurden.
Ungeachtet des wissenschaftlichen Urteils blieb der **Mesmerismus** unter der französischen und deutschen Oberschicht sehr populär. Mehrere Schulen und Fachgesellschaften wurden zwischen 1780 und 1790 gegründet. 1816 wurden sogar an den Universitäten in Berlin und in Bonn je ein Lehrstuhl für Animalischen Magnetismus eingerichtet. Mitte des 19. Jahrhunderts führte der schottische Chirurg *James Esdaile* über 300 große Operationen an mesmerisierten Patienten durch, ohne dass diese bei den Eingriffen Schmerzen verspürten. Er berichtete in einem Brief an *James Braid*, auf den der heutige Begriff **Hypnose** zurückzuführen ist, sehr ausführlich über den Ablauf dieser Operationen:

Hintergrund: Beschreibung von James Esdaile, wie seine Patienten mit Trancen auf operative Eingriffe vorbereitet wurden.
Die Patienten wurden in einen abgedunkelten Raum auf eine Liege gelegt und gebeten, die Augen zu schließen. Ein junger Pfleger setzte sich dann an die Kopfseite der Liege und begann mit seinen Händen immer wieder, vom Kopf zum Bauch des Patienten zu streichen, ohne diesen dabei zu berühren. Dabei atmete der Pfleger immer wieder Richtung Gesicht und Augen des Patienten. Manchmal konnte so in wenigen Minuten ein Koma erschaffen werden, welches sogar für die schwersten chirurgischen Eingriffe ausreichend war. In unserer Routine wurden die Patienten allerdings für eine ganze Stunde so behandelt und am Ende der Stunde von mir auf die Tiefe ihres Komas untersucht. Wenn das Koma nicht tief genug war, wurde diese Prozedur jeden Tag wiederholt. Im Durchschnitt konnten wir jede noch so schwere Operation nach vier bis füng Tagen durchführen, ohne dass der Patient dabei irgendwelche Schmerzen gehabt hätte.

Der schottische Chirurg und Wissenschaftler James Braid wurde erst 1841 auf den Mesmerismus aufmerksam, als er einer öffentlichen Demonstration direkt auf der Bühne folgen und den Patienten in mesmerisierten Zustand untersuchen durfte. Braid kam dabei zu dem Ergebnis, dass der Patient in einem deutlich veränderten Bewusstseinszustand war. Er glaubte jedoch nicht, dass dies an einem biomagnetischen Feld oder an besonderen Heilkräften des magnetisierenden Therapeuten lag. Als Wissenschaftler untersuchte er das Phänomen sehr gründlich und bemerkte bei seinen Studien, dass die beobachteten Effekte wie Schmerzlosigkeit durch spezielle Techniken auch ohne Therapeuten erreichbar waren. Dieses Verfahren nannte er dann **Selbsthypnose**, bzw., wenn er Patienten half diesen Zustand zu erreichen, **Hypnose**.

Die Studien von James Braid hatten großen Einfluss auf den französischen Arzt *Ambroise-Auguste Liébe*ault, der mit *Hippolyte Bernheim* die sogenannte **Nancy Schule der Hypnosetherapie** begründete. Im Gegensatz zur **Pariser Schule der Hypnosetherapie**, welche durch Nervenarzt *Jean-Martin Charcot* bekannt wurde, gingen Liébeault und Bernheim davon aus, dass Hypnose ein ganz normales Phänomen sei, welches sich bei nahezu jedem Menschen auslösen ließe. So konnten auch sehr viele verschiedene körperliche und geistige Krankheiten mit Hypnose geheilt werden. Um seine Studien zur Hypnosetherapie voranzutreiben, bot Liébeault seinen Patienten oftmals an, sie entweder zum normalen Tarif herkömmlich medizinisch zu behandeln oder ohne Kosten für den Patienten eine Hypnosebehandlung durchzuführen. Auf diese Weise fanden sich bei Liébeault immer mehr Patienten ein und er konnte gemeinsam mit Bernheim, der wissenschaftlich bereits sehr angesehen war, diverse Schriften zur Hypnosetherapie verfassen, die später dann von Sigmund Freud, eigentlich einem Schüler von Charcot, ins Deutsche übersetzt wurde.

Sigmund Freud war selber sehr früh ein Anhänger der Hypnosetherapie und nutzte sie regelmäßig in seinen ersten therapeutischen Jahren. Die damalige Form der Hypnosetherapie war dabei sehr **therapeutenzentriert**. Der Patient wurde vom Therapeuten in Trance versetzt und erhielt dann therapeutische Suggestionen, die ihn wieder gesund ma-

chen sollten. Je nach Suggestibilität des Patienten funktionierte dieses System bei einigen Kranken recht gut, bei anderen hingegen überhaupt nicht. Dies war einer der Gründe, warum Freud nach einer Weiterentwicklung suchte, die er schließlich auch in der Psychoanalyse fand. Er distanzierte sich dann zunehmend von der Arbeit mit Hypnose, wobei seine Ideen zum Unbewussten ihr Fundament sicherlich in seinen Erfahrungen mit der Hypnosetherapie haben.
Bedingt durch den enormen Erfolg der Psychoanalyse, als sehr wissenschaftlich angehauchtem Therapieverfahren, wurde die Hypnosetherapie am Anfang des 20. Jahrhunderts relativ wenig genutzt, bis einige amerikanische Armeeärzte bemerkten, dass man mit Hypnosetherapie relativ gut traumatisierte Soldaten behandeln konnte. Ihren richtigen Durchbruch und die Anerkennung als wirksames Psychotherapieverfahren verdankt die Hypnosetherapie aber sicherlich dem amerikanischen Psychiater und Psychologen Milton Erickson.

Milton Erickson erkrankte in seiner Kindheit an Kinderlähmung und wäre im Alter von 17 Jahren beinahe an seinen Lähmungen gestorben. Durch Selbsthypnose schaffte er es aber, Stück für Stück Kontrolle über seinen Körper und seine Muskeln zu bekommen. Diese persönliche Erfahrung führte dazu, dass er sich als Arzt und Psychologe sein Leben lang intensiv mit dem Thema Hypnose beschäftigte und die Hypnosetherapie als Psychotherapieform revolutionierte. Anders als zu Beginn des 20. Jahrhunderts stellte Erickson nicht mehr den Therapeuten, sondern den **Patienten in den Mittelpunkt der Therapie**. Der Therapeut half dem Patienten, in Trance zu kommen und bereitete ihm dann in Hypnose eine Umgebung, in der der Patient selbstwirksam Therapie gestalten konnte. Er ging dabei davon aus, dass der Patient unbewusst die meisten Informationen in sich trug, die eine Therapie zum Erfolg bringen konnten. Eine kleine Anekdote, die man sich über Erickson erzählt, macht dies vielleicht noch ein wenig deutlicher:

Anekdote: Erickson und das zugelaufene Pferd.
Als Erickson als junger Mann auf der Farm seines Vaters aufwuchs, kam eines Tages ein Pferd mit Halfter, aber ohne Brandzeichen, auf die Farm gelaufen. Sein Vater und seine Geschwister überlegten, was man jetzt tun sollte, da keiner wusste, wem das Pferd gehörte. Erickson nahm dann kurz entschlossen die Zügel in die Hand und sagte, dass er das Pferd jetzt nach Hause bringen werde. Da seine Geschwister ihn ganz gut kannten, widersprachen sie ihm nicht und waren einfach nur neugierig, wie er das wohl anstellen wollte. So ließen sie ihn mit dem Pferd losreiten.
Am Abend kam Erickson dann auf einer anderen Farm an und brachte dem Farmer sein Pferd zurück. Dieser war zuerst sehr dankbar, fragte dann aber schlussendlich, woher Erickson denn gewusst habe, dass es sein Pferd sei. Erickson sagte daraufhin, dass nicht er gewusst habe, wo es hinging, sondern das Pferd. Immer dann, wenn die Straße nur in eine Richtung ging, hatte er das Pferd einfach angetrieben und wenn sie an eine Abzweigung kamen, hatte er das Pferd entscheiden lassen, wie es weitergehen wollte.

Wenn ich meinen Patienten erkläre, wie ich als Psychotherapeut arbeite, benutze ich diese Anekdote sehr gerne. Wenn der Patient den Inhalt der Geschichte verstanden hat, stelle ich manchmal noch die Frage: „Und jetzt raten Sie mal, wer von uns beiden das Pferd ist?“ Das führt dann meist zum Lächeln des Patienten, was wiederum gut für die therapeutische Beziehung ist. Aber dazu später mehr.

Die moderne, klinische oder medizinische Hypnosetherapie baut also direkt auf die Lehren Milton Ericksons auf. Selbstverständlich hat sich die Hypnosetherapie in den vergangenen 40 Jahren weiterentwickelt, aber das positive, patientenzentrierte Weltbild, welches Erickson geschaffen hat, stellt auch heute noch die Basis für die Hypnosetherapie dar, die heute von Ärzten und Psychologen praktiziert wird. Somit stellt sie natürlich auch die Grundlage dieses Buches dar.

Die Arbeit mit dem Unbewussten

Wenn man mit Hypnosetherapie arbeitet, dann kommt man an dem Begriff des *Unbewussten* nicht vorbei. Ziel der Hypnosetherapie ist es oftmals, durch Veränderung des Bewusstseinszustandes von Wach zu Trance, Zugang zu Informationen zu bekommen, die der Patient bewusst nicht bekommen kann. Die Probleme, mit denen die Patienten in die Therapie kommen, ganz egal, ob es sich um körperliche, psychische oder psychosomatische Erkrankungen handelt, sind für den Patienten oftmals bewusst nicht nachvollziehbar, so dass hier die Integration des Unbewussten in die Behandlung eine große Rolle spielen kann.

Aber was ist das Unbewusste? Es ist nicht greifbar, man kann es weder sehen noch hören und wissenschaftlich beweisen konnte man seine Existenz bisher genauso wenig, wie die Existenz der Seele. Das Unbewusste bleibt also vorerst noch ein Konstrukt. Ein Konstrukt, welches uns hilft, die Psyche des Menschen ein bisschen besser zu verstehen und dadurch auch deutlich besser mit ihr arbeiten zu können. Unglücklicherweise haben sich aber schon andere vor uns dieses Konstruktes angenommen und ihm bestimmte Eigenschaften zugeschrieben, die sich nicht mit den Ideen Milton Ericksons decken.

Die meisten Psychotherapeuten denken beim Unbewussten an das **Freud'sche Unbewusste**. Freud ging davon aus, dass das Unbewusste seinen eigenen Willen hat, der vom Bewussten nicht gesteuert werden kann und das Unbewusste ein Speicher für alle sozial inakzeptablen Ideen, Wünsche und Bedürfnisse sei. Hier seien all die traumatischen Erinnerungen und schmerzhaften Emotionen abgelegt, mit denen sich unser bewusstes Ich nicht beschäftigen darf oder nicht beschäftigen möchte. Wenn jetzt zu viel in diesem Speicher abgelegt ist, dann dringt es nach Außen und zeigt sich in Pathologien wie Depressionen, Ängsten oder sogar körperlichen Erkrankungen.

Die **Erickson'sche Idee vom Unbewussten** ist dabei grundlegend anders. Hier stellt das Unbewusste einen sehr positiv besetzten Anteil der Psyche dar, welcher immer wieder versucht, Lösungen für die Konflikte innerhalb des Individuums zu finden. Auch ist das Unbewusste eine Quelle von Ressourcen und Informationen, die es dem Patienten ermöglichen können, wieder gesund zu werden. Das Unbewusste ist

daran interessiert, dem Patienten zu helfen und kann in dieser Form aktiv für Therapien genutzt werden.
Auch die pathologischen Verhaltensmuster des Patienten werden auf diese Weise erst einmal als Lösungsversuche des Unbewussten angenommen, mit denen noch Schlimmeres verhindert werden soll. Wenn wir diese Lösungsversuche würdigen und wertschätzen, bekommen wir einen ganz anderen Zugang zum Patienten und zu seinem Unbewussten, was uns wiederum gemeinsam mit dem Patienten zu besseren Lösungsmöglichkeiten führen kann.
Für mich persönlich und auch für viele meiner Kollegen, mit denen ich über dieses Thema gesprochen habe, geht der Begriff des Unbewussten allerdings noch weiter. Ich denke, dass wir weniger als 10% unserer Tätigkeiten wirklich bewusst ausführen. Fast alles, was wir tun, ist unbewusst. Der Nobelpreisträger Daniel Kahnemann hat es in seinem Buch „Thinking, Fast and Slow“ sehr gut beschrieben. Das unbewusste Denken beinhaltet dabei all unsere Erfahrungen, unser tiefes inneres Wissen, unsere Instinkte und die Bewegungsabläufe, die wir schon Hunderte von Malen durchgeführt haben. Das unbewusste Denken ist dabei geprägt von großer Geschwindigkeit und wenig Energieaufwand. Es geht „einfach so“. Wenn wir z.B. 2 mal 2 rechnen wollen, dann haben wir das bereits so oft getan, dass ganz unbewusst die 4 da ist. Wollen wir hingegen 17 mal 15 rechnen, dann müssen wir uns anstrengen und dabei vielleicht sogar die Augen schließen, um uns besser konzentrieren zu können. Irgendwann haben wir dann 255 herausbekommen und sind recht stolz auf uns, dass im Kopf berechnet zu haben, denn das war eine ganz bewusste Leistung. Wenn jetzt also über 90% unserer Abläufe und Programme im Unbewussten ablaufen, dann erscheint es doch nur logisch und unausweichlich, dass wir dieses Unbewusste aktiv in unsere Psychotherapie integrieren müssen. Und genau das tun wir mit der Hypnosetherapie.

Was ist Trance

Das Wort *Trance* stammt von dem lateinischen *transire*, was auf Deutsch mit *hinübergleiten* oder *überschreiten* übersetzt werden kann. Hieraus geht schon hervor, dass es sich nicht um einen einzigen Bewusstseinszustand handelt, sondern um unendlich viele. Vielleicht kann man es sich besser vorstellen, wenn man eine 100%-ige Wachheit mit der Farbe Weiß beschreiben würde und ein tiefes Koma mit der Farbe Schwarz. Dann wäre die Trance, ähnlich wie der Schlaf, eine große Menge an Grautönen dazwischen. Anders als beim Schlaf, handelt es sich bei der Trance allerdings um einen höchst konzentrierten Bewusstseinszustand, bei dem man sich besonders intensiv mit einer Thematik beschäftigen kann.

Beim Übergang vom Wachzustand in einen Trancezustand verändert sich die sehr weit gefächerte Aufmerksamkeit in eine stark begrenzte, fokussierte Aufmerksamkeit. Der Schweizer Psychiater und Hypnosetherapeut J. Philip Zindel hat Trance einmal mit einem dunklen Raum verglichen, in dem man eine Taschenlampe einschaltet. Man kann jetzt sehr genau die Dinge wahrnehmen, die im Lichtkegel sind, ohne dabei von den Dingen abgelenkt zu werden, die sich außerhalb befinden. Diese starke Fokussierung kann in einer Trance dazu führen, dass bestimmte Situationen, Erlebnisse, Ressourcen oder Visionen so stark wahrgenommen werden, dass der **in Trance** befindliche Patient das **Gefühl** hat, diese Dinge **tatsächlich zu erleben**. Anders, als wenn er nur darüber reden würde, spürt er es so, als würde es gerade passieren. Und er spürt es mit allen Sinnen, mit seinen Emotionen, mit Körpersensationen wie Herzklopfen, Weitegefühlen oder z.B. einem Gefühl wohliger Wärme im Bauch. Er nimmt Impulse war, was er gerne als nächstes tun möchte und kann sich in diesen Situationen oftmals frei bewegen und agieren. Der Patient ist also mitten im Geschehen.

Prof. Dr. Walter Bongartz von der Universität Konstanz hat einmal versucht, die Wahrnehmung in Trance anhand eines Vergleiches mit dem Laufen darzustellen. Wenn man wach ist, kann man über das Laufen reden und sich vorstellen, wie schön es sein mag, durch den Wald zu joggen. Wenn man die Augen schließt und ein wenig vor sich hin träumt, kann man an das Laufen denken und sich daran erinnern, wie man zuletzt durch den Wald gejoggt ist. Dies kann schon erste positive Gefühle auslösen. Wenn man dann in eine leichte Trance kommt, kann man sich schon gut vorstellen, dass man läuft, sieht wieder die Situation vor Augen, wie man durch den Wald joggt und beginnt schon erste Dinge wahrzunehmen, die zu diesem Lauf dazugehören. Wenn die Trance dann tiefer wird, kann man richtiggehend fühlen, wie man durch den Wald läuft. Man sieht die Bäume und die Blätter vor sich, spürt den Boden unter den Füßen, fühlt vielleicht sogar eine leichte Erschöpfung oder dieses wunderbare Glücksgefühl, an einem schönen Sommertag durch den Wald zu joggen. Bei einer sehr tiefen Trance ist das Laufen wie real. Man läuft durch diesen Wald und hat alle dazugehörigen Sinneswahrnehmungen und Emotionen.

Wenn man sich jetzt überlegt, was für Möglichkeiten das Arbeiten in Trance für die Psychotherapie mit sich bringen kann, dann muss man sich fast schon fragen, warum nicht jeder Psychotherapeut Hypnosetherapie erlernen muss. Ressourcen aus der Vergangenheit können intensiv wiedererlebt werden. Traumatische Erfahrungen können durchgearbeitet und damit in der Vergangenheit abgeschlossen werden. Psychosomatischen Symptomen kann relativ schnell und einfach auf den Grund gegangen werden und ihre Auslöser können dabei häufig auch noch in der Vergangenheit aufgearbeitet werden. Die Möglichkeiten, welche die Trance für psychotherapeutische Interventionen bietet, sind also ausgesprochen vielfältig.

Um eine Trance zu induzieren, ist es wichtig, die **weite Aufmerksamkeit des Patienten** zunächst einzuschränken und auf einen **kleinen Fokus zu begrenzen**.

Da unsere Augen die größte Menge Informationen aus der Umwelt für unser Gehirn aufnehmen, müssen wir in erster Linie diese visuellen Reize minimieren. Der Schweizer Neurologe und Vorsitzende der Schweizer Ärztlichen Gesellschaft für Hypnosetherapie, Prof. Dr. Peter Sandor, hat mir einmal erzählt, dass über 70% unserer Gehirnzellen direkt oder indirekt mit dem Sehen assoziiert sind. Das Sehen und die Verarbeitung des Gesehenen benötigt also immense Gehirnkapazität, was eine Fokussierung auf andere Dinge nahezu unmöglich macht. Wollen wir hohe kognitive Leistungen erbringen, wie z.B. eine schwere Rechenaufgabe lösen, dann schließen wir dazu entweder die Augen, oder starren mit weitem Blick zu Boden oder an die Decke, um den Informationszufluss über die Augen zu minimieren. Wollen wir be-

stimmte andere Wahrnehmungen intensivieren, wie z.B. den Kuss des geliebten Partners, dann schließen wir ebenfalls ganz natürlich die Augen.
Insofern ist es ganz logisch, dass auch die Trance damit beginnt, dass wir die optischen Informationen minimieren, indem wir den Patienten bitten, entweder die Augen zu schließen, oder einen Punkt zu fokussieren. Das Fokussieren oder „Anstarren“ eines einzelnen Punktes führt letzten Endes, aufgrund physiologischer Effekte, zur Ermüdung des Auges und der Augenlider, so dass man bereits nach wenigen Minuten dem Patienten anbieten kann, die Augen zu schließen, was dieser dann meist auch gerne annimmt (Blickfixation, s.S. 95).
Sobald die Augen geschlossen sind und der Patient sich auf eine bestimmte Situation fokussiert, ist bereits der Zustand einer sehr leichten Trance, vergleichbar mit einem Tagtraum, erreicht. Von hier aus gibt es verschiedene Möglichkeiten, die Trance zu vertiefen und einen Bewusstseinszustand zu erreichen, in welchem gut mit dem Patienten gearbeitet werden kann (Induktionen, s.S. 66).

Trancephänomene

Wie unter Was ist Trance (s.S. 21) beschrieben, kommt es im Trancezustand zu verschiedenen Bewusstseinsveränderungen. Neben der bereits erwähnten fokussierten und damit intensiveren Wahrnehmung ausgewählter Situationen, kann man im Trancezustand noch einige weitere Phänomene beobachten, bzw. teilweise auch aktiv induzieren. Diese Phänomene sollen im Folgenden kurz dargestellt werden:

1. **Kinästhetische Phänomene**
2. **Sensorische Phänomene**
3. **Veränderungen im Zeiterleben**
4. **Veränderungen im Zugriff auf Gedächtnisinhalte**
5. **Dissoziative Phänomene**

1. Kinästhetische Phänomene

Kinästhesie bedeutet übersetzt so viel wie *Bewegungsempfindung* und ist definiert als die Fähigkeit, Bewegungen der Körperteile unbewusst zu kontrollieren und zu steuern. In der Hypnosetherapie werden die meisten kinästhetischen Phänomene auch unter dem Begriff *Ideomotorik* beschrieben. Typische, in der Hypnosetherapie genutzte kinästhetische Phänomene sind:

Katalepsie: Katalepsie kann am besten mit *Festhalten* übersetzt werden. Der Begriff beschreibt einen Zustand, in dem aktiv oder passiv eingenommene Körperhaltungen übermäßig lange beibehalten werden. Wird z.B. ein Bein passiv von der Unterlage abgehoben, bleibt dieses nach dem Loslassen in der Luft. In der Psychiatrie kennt man dieses Phänomen auch als Symptom bei Schizophrenie-Patienten.

Armlevitation: Die Armlevitation ist eine Technik, bei welcher der Patient, durch Suggestionen des Therapeuten, langsam und unwillkürlich den Arm von der Unterlage erhebt und dieser für den Patienten zu „schweben" beginnt. Diese Technik wird später unter Nutzung von Ideomotorik (s.S. 77) noch näher vorgestellt.

Fingersignale: Fingersignale sind ebenfalls ideomotorische Phänomene. Hier kann der Therapeut, oder auch der Patient direkt Fragen an das Unbewusste stellen, welche dann mittels unwillkürlicher Fingerbewegungen beantwortet werden können. So könnte z.B. der Zeigefinger der Ja-Finger sein und der kleine Finger der Nein-Finger.

2. Sensorische Phänomene

Zusätzliche Wahrnehmungen: Da in Trance nahezu reale Erfahrungen gemacht werden können, kommt es natürlich auch zu den zugehörigen Sinneswahrnehmungen. Ein Patient, der in Trance zu seinem Wohlfühlort geht, kann dort auch die Umgebung spüren, z.B. die Sonne auf seinen Schultern, wenn er auf einer sonnigen Südseeinsel ist.
Ausgeblendete Wahrnehmungen: In Trance können auch reale Wahrnehmungen ausgeblendet werden, als ob sie nicht existieren würden. Hier gibt es eine ganz schöne Geschichte von Milton Erickson:

Anekdote: Erickson und die selektive Wahrnehmung.
Als Erickson 17 Jahre alt war, hatte er einen sehr schweren Schub seiner Poliomyelitis (Kinderlähmung). Er war zu diesem Zeitpunkt größtenteils gelähmt. Eines Abends hörte er in seinem Bett, wie ein Arzt seiner Mutter sagte, dass er die Nacht nicht überleben würde. Dieser Satz des Arztes ärgerte ihn so sehr, dass er sich fest vornahm, ihn eines Besseren zu belehren und diese eine Nacht irgendwie zu überleben. Er bat seine Mutter daher darum, einen Spiegel so an seinem Bett aufzustellen, dass er nach Osten aus dem Haus schauen und den Sonnenaufgang abwarten konnte. Erickson kämpfte die ganze Nacht mit Müdigkeit und Erschöpfung, aber er hatte für sich beschlossen, dass er unbedingt den Sonnenaufgang sehen musste, bevor er schlafen durfte. Als der Sonnenaufgang kam, sah Erickson einen strahlenden Sonnenaufgang, also genau das, worauf er die ganze Nacht gewartet hatte, was er sich die ganze Nacht vorgestellt hatte. Aber er war inzwischen in Trance und sah nur den Sonnenaufgang und nicht den Baum, der vor dem Fenster stand, den Felsblock an der einen Seite seines Blickfeldes, oder den Zaun, der auf der Wiese vor dem Fenster entlang verlief.

Weitere typische, in der Hypnosetherapie genutzte sensorische Phänomene, die sich ebenfalls den ausgeblendeten Wahrnehmungen zuordnen lassen, sind **Analgesie** und **Anästhesie**. Hierbei wird durch Suggestionen in Trance eine Gefühllosigkeit in bestimmten Körperteilen, oder sogar im ganzen Körper induziert.

3. Veränderung im Zeiterleben

Zeitregression: Der Patient kann in der Zeit zurückreisen und wichtige Stationen seines Lebens noch einmal erleben. Hier können z.B. wichtige Erfahrungen nachgeholt, Konflikte aufgelöst oder Ursachen für verschiedene Symptome entdeckt werden. Hierbei ist das Gefühl des Patienten für diese Zeit real und er fühlt sich in dem Moment wirklich in diese Zeit zurückversetzt. Die Erinnerungen müssen dabei allerdings nicht der Wahrheit entsprechen. Man kann auf diese Weise also nicht herausfinden, ob eine Frau in ihrer Kindheit wirklich missbraucht worden ist, da diese Vergangenheit zwar sicherlich auf der Vergangenheit der Frau basiert, aber im Hier und Jetzt in der Trance konstruiert wird. Vor diesem Hintergrund sollte auch klar sein, dass Reisen in frühere Leben nicht in den Bereich der Hypnosetherapie, sondern eher in den Bereich der Esoterik gehören.

Zeitprogression: Auch eine Reise in eine mögliche Zukunft ist in Trance möglich. Eine schöne therapeutische Technik hierfür ist z.B. mit dem Patienten zu besprechen, wie seine Zukunft in sechs Monaten aussehen würde, wenn die Therapie so richtig erfolgreich wäre. Nach einem solchen Gespräch lohnt es sich, eine kurze spontane Trance zu induzieren und den Patienten all diese positiven Veränderung in der Zukunft auch spüren zu lassen. So eine Trance führt zu einer starken Heilerwartung und wir wissen heute, dass die Erwartung der Heilung einer der wichtigsten Faktoren ist, der letzten Endes zur Heilung führen kann. Meiner Meinung nach ist sie sogar der mit Abstand wichtigste Faktor.

Zeitverzerrung: Patienten nehmen in Trance die Zeit nicht mehr real wahr. Wenn man nach einer 10-minütigen Trance einen Patienten fragt, wie lange er glaubt, „weg" gewesen zu sein, bekommt man Antworten zwischen einer Minute und mehreren Stunden. Wie weit die empfundene Zeit von der real vergangenen Zeit differiert, ist dabei abhängig von der Trancetiefe.

4. Veränderungen im Zugriff auf Gedächtnisinhalte

Verbesserung der Erinnerung: In Trance können Erinnerungen, die man für vergessen gehalten hatte, wieder gefunden und neu erlebt werden. Dies betrifft in erster Linie sehr emotionale Erlebnisse, wie z.B. der Tag, an dem man Fahrrad fahren gelernt hat, oder der erste Schultag. Hier muss allerdings darauf geachtet werden, dass nicht jede Erinnerung auch wirklich passiert sein muss. Das Gehirn füllt Lücken in den realen Erinnerungen nämlich mit sinnvoll erscheinenden Inhalten auf, die im Hier und Jetzt produziert werden. Somit lässt sich diese Verbesserung der Erinnerung auch nur sehr eingeschränkt für forensische Zwecke nutzen.

Induziertes Vergessen: So, wie man die Erinnerungsfähigkeit verbessern kann, kann man sie auch verschlechtern und eine partielle Amnesie hervorrufen. Bei Showhypnosen werden hochsuggestible Besucher z.B. dazu gebracht, einfache Zahlen oder sogar ihren Namen zu vergessen.

5. Dissoziative Phänomene

Es gibt eine Reihe von Phänomenen, bei denen Anteile der eigenen Psyche oder des eigenen Selbst auf verschiedene Arten verändert oder abgespalten werden können.

Depersonalisationsphänomenen: Bei Depersonalisationsphänomenen fühlt sich der Patient in Trance, außerhalb seines eigenen Körpers oder in irgendeiner, meist positiven Art, von seinem Körper getrennt. Das kann z.B. für Perspektivenwechsel sehr gut genutzt werden, oder um bei der Aufarbeitung traumatischer Erfahrungen etwas mehr Distanz bekommen zu können.

Identitätsveränderungen: Identitätsveränderungen, bei denen der Patient sich in andere Personen, Tiere oder sogar Dinge hineinversetzt, können für Rollenspiele, Perspektivenwechsel oder einfach zur Schulung der Empathie genutzt werden.

Aufspalten in verschiedene Persönlichkeitstypen: Das Aufspalten in verschiedene Persönlichkeitstypen, z.B. den sensiblen Familienmenschen, den professionellen Menschen, das innere Kind, den Partyhengst, etc. hat z.B. in der **Ego-State-Therapie** einen kompletten neuen Therapiezweig gefunden.

Diese Aufzählung der Trancephänomene erhebt keinen Anspruch auf Vollständigkeit und soll nur dazu dienen, einen Einblick zu bekommen, wie besonders der Bewusstseinszustand *Trance* ist und was für enorme Möglichkeiten uns das therapeutische Arbeiten in Trance bietet. Im Gegensatz zu vielen meiner Kollegen, bin ich dabei nicht der Meinung, dass Hypnosetherapie ausschließlich in Trance stattfindet, da ich denke, dass die Hypnosetherapie zusätzlich ein hervorragendes Kommunikationsverfahren ist (Sprache der Hypnose, s.S. 45) und sich ohne den Einsatz von Trance bereits sehr schöne Erfolge erreichen lassen. Hierzu möchte ich im Folgenden noch eine kurze Fallgeschichte von Milton Erickson vorstellen:

Fallgeschichte: Joe und die Tomatenpflanzen.

Milton Erickson berichtet, zu einem Tumorkranken gerufen worden zu sein, der weder etwas von Psychiatern hielt, noch bereit war, sich auf Hypnose einzulassen. Dieser Patient hieß Joe und war von Beruf Gärtner gewesen.

Die Ehefrau von Joe hatte bereits viel von Ericksons Therapien gehört und bat ihn darum, ihrem Mann zu helfen, ein wenig besser mit seinen Schmerzen fertig zu werden, die langsam immer stärker wurden.

Da der Mann nicht dazu bereit war in Trance zu arbeiten, fragte Erickson ihn, ob es o.k. wäre, wenn sie sich einfach nur ein wenig unterhalten würden, wozu Joe einwilligte.

Erickson nutzte dabei die Interessen des Patienten und erzählte etwas über Tomatenpflanzen, die er in seinem Garten anbaute (Utilisation des Berufes des Patienten, s.S. 63). Dabei beschrieb Erickson die Tomatenpflanzen immer wieder mit Attributen, die für Joe im Moment nützlich sein könnten, wie z.B. *„Vielleicht könnte man sagen, die Tomatenpflanzen, sie fühlen sich wohl und voller Frieden... ich weiß nicht, ob man das so sagen könnte Joe, sie können wirklich eine Art von Wohlsein empfinden“.*

Dies führte dazu, dass Joe unbewusst die indirekten Suggestionen (s.S. 54) Ericksons aufnahm und sie als positive Gefühlsangebote annahm. Im Anschluss an die Sitzungen kam es bei Joe zu einer Verbesserung der Stimmungslage und zu einer Verminderung der Schmerzempfindung.

In der obigen Fallgeschichte verwendet Milton Erickson das sogenannte Seeding (s.S. 58). *Seeding* nennt man das *Sähen* von Informationen, die vom Patienten unkritisch aufgenommen werden, da die Suggestionen, die dahinter stecken, nicht als direktiv wahrgenommen werden. Die Technik des Seedings benutze ich bei nahezu jedem Akupunkturpatienten, den ich behandle, indem ich sehr ausführlich erkläre, wie die Akupunkturpunkte im Chinesischen heißen, Geschichten erzähle, wie die Namen entstanden sind und dem Patienten dann erzähle, was er „vielleicht“ spüren kann, wenn ich den Punkt jetzt steche und wie sich dann „vielleicht“ erste kleine Dinge in seinem Leben ändern werden. Seit ich meine ersten Akupunktursitzungen auf diese Art durchführe, sind meine Behandlungserfolge deutlich gestiegen.

Therapieaufklärung

Je nachdem, wie publik man die Arbeit mit Hypnosetherapie macht, kommen ganz unterschiedliche Menschen in die Therapiesitzungen. Wenn bekannt ist, dass eine Praxis Hypnosetherapie anbietet, kommen Patienten entweder, weil sie explizit Hypnosetherapie wollen, oder Patienten kommen ganz allgemein zur Therapie und haben sich über Hypnose oder Trance noch keine Gedanken gemacht. Die Letzteren sind oftmals die angenehmeren Patienten, da sie nicht mit überzogenen Erwartungen in die Therapie kommen. Daher haben viele Hypnosetherapeuten, das Wort Hypnosetherapie von ihrem Praxisschild gestrichen haben, obwohl sie fast ausschließlich mit Hypnose arbeiten. Bezüglich der Therapieaufklärung möchte ich trotzdem mit der ersten Gruppe starten; den Patienten, die explizit zur Hypnosetherapie in die Praxis kommen. Hier ist es wichtig, erst einmal zu klären, was die Patienten von der Therapie erwarten und wie sie sich eine solche Therapie vorstellen. Es gibt dabei in erster Linie drei Gründe, explizit einen Hypnosetherapeuten aufzusuchen. Unglücklicherweise sind die **Erwartungen** der meisten Patienten dabei, dass sie sich einfach zurücklehnen können und der Therapeut die gesamte Arbeit macht:

1. Veränderung negativer Verhaltensmuster: *„Hypnotiseur, mach mich zum Nicht-Raucher, Nicht-Trinker, Weniger-Esser, etc...“*

2. Veränderung negativer Denkmuster: *„Hypnotiseur, mach dass ich wieder sicherer, glücklicher, gelassener, positiver, etc... denke.“*

3. Veränderung negativer, in erster Linie mit Angst verbundener, Emotionsmuster: *„Hypnotiseur, mach meine Angst vor der Prüfung, dem Zahnarzt, der Geburt, etc... weg.“*

Hier ist es natürlich wichtig, den Patienten zunächst einmal darüber aufzuklären, dass Hypnosetherapie kein Hexenwerk ist, bei dem der Therapeut im Gehirn des Patienten irgendwelche Schalter umlegt und dieser dann neu programmiert die Praxis verlässt. Für mich gilt es an dieser Stelle, zwei grundlegende Punkte mit dem Patienten zu besprechen:

1. Die moderne Hypnosetherapie arbeitet ganz anders als die klassische Hypnosetherapie Sigmund Freuds oder die Hypnosen, wie man sie vielleicht aus Bühnenshows kennt. Dort stehen die Hypnotiseure im

Mittelpunkt und bewirken durch ihre Autorität in hochsuggestiblen Patienten sehr schnell sehr starke Veränderungen. Leider, oder Gott sei Dank, sind nur ca. 10% aller Menschen hochsuggestibel. Bei den restlichen 90% bewirken solche Suggestionen meist starke Widerstände, die eine weitere erfolgreiche Therapie eher erschweren. Selbst bei den Hochsuggestiblen verschwinden die Effekte oft wieder sehr schnell, da die fremd eingegebenen Suggestionen größtenteils **Ich-Dyston** (nicht zum eigenen Selbst passend) für den Patienten sind und mit der Zeit wieder schwächer werden und schlussendlich vollständig verschwinden. Daher ist es besser, mit den Werten und Vorstellungen des Patienten zu arbeiten und aus diesen mit dem Patienten gemeinsam Ideen zu erarbeiten, die dann als **Ich-Syntone** (zum Selbst des Patienten passende) Suggestionen später vom Therapeuten genutzt werden können. Dies führt auch gleich zum zweiten Punkt:
2. Bei der modernen Hypnosetherapie arbeiten Therapeut und Patient zusammen an dem Problem. Der Therapeut bringt sein professionelles Expertenwissen und der Patient sein persönliches Expertenwissen über sich selber in die Therapie ein. Um dies mit einer kleinen Geschichte etwas anschaulicher zu machen, erzähle ich gerne die Anekdote von Erickson und dem zugelaufenen Pferd (s.S. 18). Nach diesen Erläuterungen sollte für den Patienten klar sein, dass es in der Therapie um **Zusammenarbeit** geht und dass die wichtigsten Impulse aus ihm herauskommen werden.
Einen großen Vorteil hat die Arbeit mit Patienten, die ausdrücklich zur Hypnosetherapie kommen aber auch. Diese Patienten haben sich bereits mit der Arbeit in Trance auseinandergesetzt und dementsprechend meist keine Angst mehr davor.

Für die Patienten, die zur „normalen" Psychotherapie kommen, ist es im ersten Moment oft schwierig, wenn der Therapeut ihnen vorschlägt, mit Hypnosetherapie zu arbeiten. Dies ist auch nicht weiter verwunderlich, wenn man bedenkt, wie Hypnose in Presse, Büchern, Filmen und Fernsehen vorgestellt wird. Hier stehen meist Showhypnose oder missbräuchliche Anwendungen im Vordergrund. Man braucht sich nur einmal an Mogli zu erinnern, der im Film „Das Dschungelbuch" von der Schlange Kaa hypnotisiert wird.

Es stellen sich für den Patienten daher verschiedene **Sicherheitsfragen**, von denen die zwei wichtigsten nach Möglichkeit geklärt werden sollten:

1. Könnte es sein, dass ich nicht mehr aufwache?

2. Kann mich der Therapeut während der Trance in irgendeiner Art missbrauchen?

Den ersten Punkt kann man recht schnell klären, indem man mit dem Patienten bespricht, was Trance eigentlich ist. Ich erzähle meinen Patienten hierzu, dass sich der Zustand einer leichten therapeutischen Trance mit dem Träumen Sonntag morgens im Bett vergleichen lässt. Man kann ganz intensiv in diesen Träumen vertieft, und trotzdem wacht man irgendwann auf, weil irgendetwas stört... meist die volle Blase.

Zu Punkt zwei zitiere ich gerne eine amerikanische Studie. Hier wurde untersucht, inwieweit sich Studenten in Hypnose dazu missbrauchen lassen, als Drogenkuriere zu fungieren. Den Studenten, die an dieser Studie als Probanden teilnahmen, wurde lediglich gesagt, dass es sich um eine Untersuchung von Trancetiefen handele. Um die Trancetiefe zu überprüfen, mussten die Probanden verschiedene Tests durchführen. Unter anderem sollten sie in einen Korb mit Schlangen greifen. Wenn so die Trance für den Untersucher evaluiert war, begann die eigentliche Untersuchung. Die Studenten wurden hierzu in zwei Gruppen aufgeteilt. Die Probanden der ersten Gruppe erhielten in der Trance die Suggestion, dass sie nach dem Aufwachen zum Bahnhof gehen sollten, um dort von einem zwielichtigen Mann ein Paket zu übernehmen und dies dem Übungsleiter zu übergeben. Die Probanden der zweiten Gruppe wurden aus der Trance herausgenommen und der Übungsleiter lud sie im Nachhinein einzeln in die Mensa zum Essen ein. Dort baute er eine gute Beziehung auf und bat die Probanden zum Schluss, ob sie ihm einen großen Gefallen tun könnten und für ihn ein Paket von einem zwielichtig aussehendem Mann abholen könnten. Das Ergebnis der Studie war, dass von der ersten Gruppe kein einziger das Paket abholte und einige Studienteilnehmer den Versuchsleiter sogar wegen Missbrauchs beim Dekanat anzeigten. Aus der zweiten Gruppe zeigte ihn niemand an und einige Studenten holten sogar das Paket für ihn ab. Diese Studie zeigt recht eindrücklich, dass die therapeutische Beziehung, zumindest in dem Setting, in dem wir arbeiten, deutlich besser für Missbrauch nutzbar wäre, als die therapeutische Trance.

Ferner biete ich meinen Patienten an, die Therapiesitzungen auf ihren Handys aufzuzeichnen. So haben sie die Sicherheit, dass sie sich im Zweifel die gesamte Sitzung noch einmal anhören können.

Zu guter Letzt biete ich den Patienten als Übungstrance eine Trance mit offenen Augen an. So können sie die Hypnosetherapie einmal ausprobieren, ohne die Augen dafür schließen zu müssen. Hierzu bietet sich die Technik Double Bind - Fail Safe (s.S. 99) des amerikanischen Psychiaters Earnest Rossi, einem langjährigen Wegbegleiter von Milton Erickson, an. Das Schöne an dieser Technik ist, dass sie es dem Patienten nicht nur ermöglicht, mit offenen Augen in Trance zu gehen, sondern außerdem noch *ideomotorische Phänomene* nutzt. Diese zeigen dem Patienten, dass er auch wirklich in Trance ist, obwohl er das Gefühl hat, komplette Kontrolle zu haben. Außerdem können bereits erste therapeutische Ziele angegangen und somit eine positive Erwartungshaltung geschaffen werden.

Übung: Double Bind - Fail Safe (s.S. 99)

Diese Technik lässt sich auch sehr gut als Gruppenübung in der Ausbildung durchführen. Hier ist man als Therapeut zwar nicht ganz so nah bei jedem einzelnen Teilnehmer, kann also erste ruckelige Bewegungen nicht so gut durch Pacing unterstützen, die Übung funktioniert aber trotzdem auch in der Gruppe wunderbar.

Indikationen für Hypnosetherapie

Es gibt bereits eine ganze Menge Studien, die durchgeführt wurden, um die Wirksamkeit der Hypnosetherapie bei verschiedenen Krankheitsbildern zu belegen. Ich denke, dass die Hypnosetherapie ein wunderbares Werkzeug ist, aber wie jedes andere Werkzeug auch, entfaltet sie ihr Potential erst dann, wenn sie in den richtige Händen liegt. Ich habe viele Jahre in der somatischen Medizin als Wissenschaftler gearbeitet und ich begleite heute noch Studien zur Anwendung von Hypnosetherapie bei verschiedenen medizinischen Fragestellungen. Trotzdem möchte ich in diesem Grundkurs darauf verzichten, mich an dieser Stelle an Studien entlang zu hangeln und stattdessen aus meinen Erfahrungen aus der Praxis berichten. Diese sind natürlich auch häufig durch meine wissenschaftlichen Erfahrungen und den Austausch mit erfahrenen Kollegen eingefärbt. Die Leser, die gerne für eigene Studien wissenschaftlich fundierte Informationen benötigen, möchte ich bitten, mir eine kurze Mail (christian@praxisschwegler.ch) mit der genauen Fragestellung zu schicken. Ich schaue dann gerne, in meine Unterlagen, ob ich dazu das eine oder andere Paper habe.
Die Indikationen unterteile ich in fünf Gruppen, wobei meine Indikati onsliste nur als Anhaltspunkt dienen soll und keinen Anspruch auf Vollständigkeit erhebt:

1. Psychische Indikationen
2. Somatische Indikationen
3. Psychosomatische Indikationen
4. Verhaltensänderungen
5. Coaching

1. Psychische Indikationen

Bis in das 19. Jahrhundert hinein, war die Hypnosetherapie ein Heilverfahren für alle Arten von Krankheiten, die der Mensch bekommen konnte. Mit den Forschungen und der Verbreitung durch die beiden französischen Schulen unter Charcot und Bernheim verschoben sich die Anwendungsgebiete der Hypnosetherapie in Richtung Nervenkrankheiten. Inzwischen ist die klinische Hypnosetherapie ein etabliertes Psychotherapieverfahren und nach den drei großen Verfahren, der Psychoanalyse, der Verhaltenstherapie und der Systemischen Therapie, das am weitesten verbreitete und genutzte Psychotherapieverfahren überhaupt.
Insofern verwundert es natürlich nicht, dass die Hypnosetherapie bei den psychischen Erkrankungen besonders viele Indikationen findet. Am häufigsten wird Hypnosetherapie sicherlich bei **affektiven Störungen**, wie *Depressionen* und *Angststörungen* eingesetzt. Hier gibt es viele verschiedene Ansätze, wie Hypnosetherapie wirksam eingesetzt werden kann. So könnte man z.B. Ressourcen aktivieren, um hierüber Kontrolle über die negativen Symptome zu bekommen. Man könnte auch mittels Zeitregression schauen, wo die Störung ihren Ursprung hat, um diese dann direkt in der gestörten Lebensphase bearbeiten. Außerdem könnte man mit einer Zeitprogression, ähnlich der Wunderfrage von Steve de Shazer, eine positive und gesunde Zukunft ausarbeiten, was wiederum zu einer positiven Erwartungshaltung führt, welche dann die Heilung der Krankheit auslösen kann.

Zu diesen **positiven Erwartungshaltungen** möchte ich einen psychopharmakologischen Ausflug zu den Antidepressiva unternehmen:

Hintergrund: Eine kritische Betrachtung moderner Antidepressiva.
Die modernen Selektiven Serotonin-Wiederaufnahmehemmer (Selective Serotonine Reuptake Inhibitors = SSRI) stellen die mit Abstand am häufigsten verschriebenen Medikamente weltweit dar. Sie wirken bei Depressionen ausgezeichnet und ca. 60% aller depressiven Patienten, die diese Stoffe verschrieben bekommen, zeigen nach drei Monaten eine deutliche Verbesserung ihrer Symptomatik, bis hin zur Vollremission. Antidepressiva retten Leben!

So zeigte z.B. eine schwedische Studie auf der Insel Gotland, dass, nachdem die Hausärzte dort geschult wurden und statt Bezodiazepinen ab da SSRI verschrieben, die Suizidrate bei depressiven Patienten um 50% absank.

SSRI sind also sehr wirksam, das steht fest. Nur, wie wirken sie eigentlich? Die am häufigsten vertretene Meinung ist, dass sie dafür sorgen, dass die Serotonin-Konzentration im synaptischen Spalt erhöht wird und dies eben glücklich macht. Diese These ist zwar weit verbreitet, konnte aber nie bewiesen werden. Streng genommen, ist sie sogar inzwischen widerlegt. Seit ca. zehn Jahren ist ein Medikament namens Tianeptin als Antidepressivum auf dem Markt und dieses Tianeptin macht genau das Gegenteil der SSRI. Es ist ein Selektiver Serotonin Wiederaufnahmebeschleuniger (Selective Serotonine Reuptake Enhancer = SSRE). Obwohl es genau das Gegenteil der SSRI bewirkt, zeigt es sich in Studien genauso wirksam gegen Depressionen wie die SSRI. Wenn man sich die Wirksamkeitsstudien der SSRI insgesamt einmal genauer anschaut, dann fällt auch auf, dass die Placeboeefekte in etwa bei 85% liegen. Es ist also recht wahrscheinlich, dass nicht die Chemie in den Tabletten die hervorragende antidepressive Wirkung auslöst, sondern die Hoffnung des Patienten, jetzt gesund werden zu können. Irving Kirsch, von der Harvard Universität, fasste diesen Umstand in seinem Buch „The Emperors new Pills“ recht treffend mit folgendem Satz zusammen: **„Die Erwartung der Heilung führt zur Heilung!“**

Ich möchte damit auf keinen Fall von Antidepressiva abraten, da diese, wie oben bereits beschrieben, Leben retten können. Ich denke allerdings, dass Psychotherapie und insbesondere auch die Hypnosetherapie, Patienten deutlich nebenwirkungsfreier und mit geringer Rückfallgefahr aus einer Depression herausführen können. So zeigen aktuelle Studien, dass die Rezidivwahrscheinlichkeit nach SSRI-Therapie, zwei Jahre nach Therapieabschluss 80% beträgt, während nach Psychotherapie nur 25% der Patienten ein Rezidiv bekommen.

Daher möchte ich psychotherapeutisch arbeitende Kollegen animieren, bei leichten bis mittelgradigen Depressionen den Einsatz von Antidepressiva zumindest kritisch zu überdenken, da SSRI eben doch auch negative Wirkungen haben können.

Weitere psychische Krankheitsbilder, die sich gut mit Hypnosetherapie behandeln lassen, sind **Belastungsstörungen**. Dies geht von der *Anpassungsstörung* bis hin zur *Posttraumatischen Belastungsstörung*. Die Letztere war übrigens einer der Gründe, warum die Hypnosetherapie während des zweiten Weltkrieges wieder vermehrt von Ärzten genutzt wurde. Amerikanische Armeeärzte hatten nämlich herausgefunden, dass man traumatisierte Soldaten sehr gut dadurch therapieren konnte, dass man sie in Trance wieder zum Trauma zurückführte und sie dort ihre traumatische Erfahrung, mit sicherer Begleitung, noch einmal durcharbeiten und somit auch verarbeiten konnten.
Weitere Einsatzgebiete sind **Essstörungen**, **Schlafstörungen** und bis zu einem gewissen Grad **Persönlichkeitsstörungen**.
Als Kontraindikation werden in verschiedenen Lehrbüchern **psychotische Störungen** wie die *Paranoide Schizophrenie* angegeben. Ich würde jetzt auch keinen akut psychotischen Patienten in eine hypnotische Trance versetzen wollen, denn er befindet sich ja bereits in seiner psychotischen Trance. Ich denke allerdings, dass eine hypnotherapeutische Ausbildung und Erfahrung in der Arbeit mit Patienten in Trance durchaus große Vorteile im Umgang mit akut psychotischen Patienten bringt. Gerade die hypnotherapeutischen Kommunikationstechniken erweisen sich bei Patienten, die z.B. unter Wahnideen leiden, als sehr hilfreich. Hierzu ein kleines Fallbeispiel.

Fallgeschichte: Patientin mit Verfolgungswahn.
Eine Patientin wurde am späten Abend aufgrund einer akuten Paranoiden Schizophrenie zwangseingewiesen. Die Patientin war von ihrem Gedankengang her relativ klar, abgesehen von ihren sehr starken Verfolgungsideen, aufgrund derer sie Neuroleptika erhalten sollte. Sie berichtete, dass überall auf dem Klinikgelände Kameras versteckt seien und unser Aufnahmegespräch sogar von einem Raum über uns abgehört werden würde. Ich ließ mich auf ihr Wahnsystem ein und würdigte ihre Verzweiflung. Ich überlegte mit ihr gemeinsam, wer einen Grund dazu hätte, sie zu verfolgen und überall filmen zu lassen. Wir gingen dann in den Raum über uns, um die Täter in flagranti zu stellen, aber die hatten natürlich ihre Abhöranlage bereits abgebaut und waren verschwunden, ohne Spuren zu hinterlassen.

Wir kamen daher zum dem Urteil, dass es sich um 100%ige Geheimdienstprofis handeln musste. Da die Patientin bis dato ein recht normales Leben geführt hatte und nie etwas mit Geheimdiensten zu tun hatte, musste wohl eine Verwechslung vorliegen. Bis zu diesem Zeitpunkt hatte ich also 30 Minuten Pacing (s.S. 49) gemacht, eine therapeutische Beziehung aufgebaut und das Vertrauen der Patientin erlangt. Insofern dachte ich mir, ich könnte jetzt mal versuchen, ein wenig Leading (s.S. 52) rein zu bringen: *„Frau H., Sie wissen, dass ich Ihnen glaube und ich mir jetzt ein wenig vorstellen kann, wie furchtbar das alles für Sie sein muss. Wir wissen allerdings heute aus der modernen Hirnforschung, dass es manchmal sein kann, dass unser Gehirn uns etwas vorgaukelt und wir in Wirklichkeit nur das Gefühl haben, als würden wir verfolgt werden. Ich glaube zwar nicht, dass das bei Ihnen so ist, aber wir müssen das zumindest ausschließen, bevor wir jetzt Ihren Fall zu den höheren Stellen tragen. Wie gesagt, ich glaube Ihnen wirklich, aber falls doch der Fehler in Ihrem Gehirn liegen sollte, dann könnten wir das relativ schnell herausfinden und dann müssten Sie auch nicht mehr hier in der Klinik bleiben.“* Fünf Minuten nach diesem Leading hatte die Patientin ihre Neuroleptika eingenommen und am nächsten Tag waren die Verfolgungsideen bereits deutlich verringert. Nach drei Tagen fühlte sich die Patientin nicht mehr verfolgt. Sie war sich allerdings nicht sicher, ob es an den Tabletten lag oder daran, dass der Geheimdienst eingesehen hatte, dass sie nichts verbrochen hatte. Aufgrund des Vertrauens zu mir willigte sie ein, dass Medikament für eine weitere Woche einzunehmen und bemerkte, dass es ihr insgesamt deutlich besser ging. Sie war weniger angetrieben, konnte klarer denken und konnte besser schlafen. Jetzt war sie bereit für Psychoedukation und sie konnte sich dann im weiteren Verlauf gut mit der Diagnose Paranoide Schizophrenie auseinandersetzen.

2. Somatische Indikationen

Bereits im Jahr 1878 konnte Louis Pasteur zeigen, dass bei Hühnern, die unter Stress gesetzt werden, die Anfälligkeit für Erkrankungen deutlich steigt. Viele Studien und Untersuchungen an Tieren und Menschen folgten darauf, bis 1975 die **Psychoneuroimmunologie** als eigenständiges Fachgebiet von Ader und Cohen begründet wurde. Seitdem ist der Wissenschaft immer deutlicher geworden, dass der Mensch ein ganzheitliches Wesen ist und insbesondere das Nervensystem und das Immunsystem sehr eng mit der Psyche verbunden sind.
Hieraus folgt natürlich auch, dass gerade Erkrankungen, bei denen das Immunsystem oder die Nerven betroffen sind, sehr gut mit Hypnosetherapie behandelbar sind.
Im Bereich der **Nervenkrankheiten** sind hier natürlich in erster Linie *Schmerzen* zu nennen. Vom Rückenschmerz bis zu Zahnschmerzen, von Geburtsschmerzen bis zu Tumorschmerzen, von Migräne bis zu Menstruationsschmerzen. Es gibt kaum einen Schmerz, den man mit Hypnosetherapie nicht beheben oder zumindest lindern könnte. Das geht sogar soweit, dass hoch suggestible Patienten Weisheitszahnextraktionen komplett ohne Analgesie durchführen lassen können.
Neben der Schmerztherapie findet die Hypnosetherapie aber auch noch in anderen Bereichen der Neurologie Anwendung. So können *Lähmungen*, z.B. bei Poliomyelitis oder nach Schlaganfällen, in Trance teilweise gut behandelt werden.
Zwei weitere Erkrankungen, die im Endeffekt vermutlich auch dem Nervensystem zugerechnet werden können, sind der *Reizdarm* und der *Reizmagen*. Dies sind beides Erkrankungen, unter denen zunehmend immer mehr Menschen leiden, für die es aber keinerlei morphologisches Substrat gibt, oder besser gesagt, für welche die Medizin zum jetzigen Zeitpunkt noch keine Ursache gefunden hat. Hierzu später noch mehr unter dem Punkt Psychosomatische Indikationen (s.S. 42).
Von Seiten der Immunologie findet die Hypnosetherapie Anwendung bei allen **Störungen des Immunsystems**. Hier reicht das Spektrum von *Immunschwäche*, über *Infektanfälligkeit* und überschießendem Immunsystem bei *Allergien*, bis hin zu *Autoimmunerkrankungen* wie Morbus Crohn oder Colitis Ulcerosa. Überall, wo unsere Innenwelt mit

unserer Außenwelt aufeinander trifft, unser Immunsystem uns also vor unserer Umwelt schützen soll, kann Hypnosetherapie hilfreich eingesetzt werden. Dies sind z.B. Erkrankungen der Haut und Schleimhäute, Erkrankungen des Atmungssystems und Erkrankungen des Magen-Darm-Traktes.
Da auch *Krebserkrankungen* letzten Endes zu den Störungen des Immunsystems gehören, lässt sich auch hier die Hypnosetherapie gut einsetzen. Die meisten Lehrbücher beschreiben den Einsatz von Hypnosetherapie bei Tumorerkrankungen eher im Bereich der palliativen und begleitenden Therapie, z.B., um die Schmerzen und Nebenwirkungen einer Chemotherapie zu behandeln. Es gibt aber auch Studien, z.B. von Carl Simonton, welche die Hypnosetherapie als kurativen Therapieansatz, zusätzlich zu den schulmedizinischen Therapien bei Krebs untersucht haben und hierbei recht vielversprechende Ergebnisse zeigen konnten. So betrug in einer 1981 durchgeführten Studie von Simonton, die durchschnittliche Überlebenszeit von Patientinnen mit fortgeschrittenem Brustkrebs in der Gruppe mit Psychotherapie 38,5 Monate gegenüber 18 Monaten in der Vergleichsgruppe ohne Hypnose. Diese Ergebnisse wurden 1989 von einer Wissenschaftsgruppe (Spiegel et al.) der Stanford Universität in einer kontrollierten Studie bestätigt.
Vor dem Hintergrund, dass der Mensch, mit Körper und Seele, ein ganzheitliches Wesen ist, kann man noch bei vielen weiteren körperlichen Erkrankungen mit Hypnosetherapie Linderung erreichen. Depressive Patienten neigen häufig dazu, körperliche Symptome auszubilden, genauso wie körperlich längerfristig erkrankte Menschen zu Depressionen neigen. Da die Hypnosetherapie, durch ihre meist lösungsfokussierten und ressourcenorientierten Ansätze, eine gute Heilungserwartung auslösen kann, kann sie **begleitend bei fast allen somatischen Erkrankungen** eingesetzt werden.

3. Psychosomatische Indikationen

Hypnosetherapie lässt sich hervorragend bei psychosomatischen Beschwerden einsetzen. Ganz egal, ob es sich um *Kopfschmerzen, Dysphagie* (Schluckstörungen), *Atembeschwerden, Herzneurose, Reizmagen, Reizdarm* oder sonstige somatoforme Schmerzen handelt. Dies bedeutet allerdings längst nicht, dass sich all diese Patienten heilen lassen und schon gar nicht, dass sie sich schnell und einfach heilen lassen. Psychosomatische Störungen haben meist schwer- wiegende Ursachen. Wenn diese Ursachen inzwischen nicht mehr bestehen, weil z.B. eine Beziehung beendet oder ein Job gekündigt wurde, dann ist es recht einfach, mit Ressourcenarbeit eine schnelle Veränderung zu erreichen. Wenn die Ursache aber immer noch besteht, zeigt sich Hypnosetherapie in erster Linie hilfreich, um sich über die Ursache bewusst zu werden und dem Patienten dann zu helfen, seinen richtigen Weg aus dieser Krise herauszufinden.

4.Verhaltensänderungswünsche

Seit 2013/2014 ist die Hypnosetherapie Bestandteil der S3-Leitlinien zur Behandlung der *Tabakabhängigkeit*. Mit einer Erfolgsrate von über 50% abstinenter Patienten, ein Jahr nach Therapie, ist die Hypnosetherapie zurzeit das erfolgversprechendste Verfahren zur Raucherentwöhnung.
Auch bei *Alkoholabhängigkeit* oder bei *Fettleibigkeit* kann die Hypnosetherapie unterstützen, die Ess- und Trinkgewohnheiten zu verbessern.

5. Coaching

Ein sehr großer Bereich, in dem die Hypnosetherapie ausgesprochen erfolgreich angewandt wird, ist das Coaching. Ganz egal, ob Selbstsicherheitstraining, Vorbereitung auf Prüfungen, Coaching von Sportlern oder sonstigen „High Performern", die Arbeit mit tieferen Bewusstseinsebenen zeigt überall große Erfolge. Nahezu jeder Spitzensportler holt sich heutzutage Rat bei einem Mentaltrainer, und für viele macht gerade diese Arbeit den Unterschied zwischen Trainingsweltmeister und Olympiagewinner aus.

Neben der *Verbesserung der Leistungsfähigkeit* hilft Hypnosetherapie auch bei der *Therapie von Behandlungsängsten*. Dies ist insbesondere in der zahnärztlichen Hypnosetherapie ein großes Kapitel.

Die Sprache der Hypnose

Hypnosetherapie ist nicht nur Arbeiten in Trance. Es ist viel mehr. Unter anderem ist es ein ganz besonderes *Kommunikationsverfahren*. Die Sprache der Hypnosetherapie unterscheidet sich deutlich von unserer Alltagssprache und nutzt einige ganz spezielle Kommunikationsstrategien. Diese Besonderheiten möchte ich an dieser Stelle im Einzelnen vorstellen. Hierzu auch noch einmal die Anmerkung, dass dies kein Nachschlagewerk, sondern ein Grundlehrbuch ist. Diese Liste hat also keinerlei Anspruch auf Vollständigkeit.

1. **Permissiver Sprachstil**
2. **Pacing und Leading**
3. **Arbeiten mit Suggestionen**
4. **Seeding**
5. **Truismen**
6. **Arbeiten mit Metaphern und Bildern**
7. **Reframing**
8. **Utilisation**
9. **Fraktionierung**

1. Permissiver (= erlaubender) Sprachstil

Die Sprache der Hypnosetherapie ist zwar ausgesprochen *suggestiv*, sie ist allerdings nicht befehlend. Hier besteht ein scheinbarer Widerspruch, da das lateinische Wort *suggerĕre* im Deutschen am besten mit *einfügen* oder *zuführen* übersetzt werden könnte. Diese Form von Suggestion findet sich in der klassischen Hypnosetherapie und auch in der Showhypnose wieder, wo durch diese direkten Eingaben starke Effekte hervorgerufen werden.
Der modernen Hypnosetherapie liegt allerdings das Wort *Suggestion* aus dem amerikanischen Sprachgebrauch zugrunde, dem eine sehr weiche Form eines höflichen Vorschlages zugrunde liegt. *„May I kindly suggest?"* würde dann im Deutschen so viel wie *„Darf ich eventuell einen Vorschlag machen?"* bedeuten.
Die Sprache der Hypnosetherapie streut Suggestionen in Form von Angeboten und der Patient nimmt das für sich an, was gut für ihn ist. Sie ist dabei sehr respektvoll und zurückhaltend. Dies ist für die Trance sehr wichtig, da Patienten durch eine **falsche direkte Vorgabe** sich stark gestört fühlen können, während ein **falsches Angebot** gut überhört werden kann. Hierzu ein kurzes Beispiel.

Fallgeschichte: Direktiver Sprachstil kann zu Problemen führen.
Eine Kollegin aus der Anästhesie unterstützt Patienten bei der Narkoseeinleitung gerne mit bestimmten Bildern, die es angenehmer machen sollen, in Narkose zu gehen. Hierzu fragt sie die Patienten vorher, was denn ihr Lieblingsort sei, an den sie sich gerne hin träumen würden. Ein Patient gab hierzu an, dass er sich auf Bergwiesen sehr wohl fühlen würde. Während sie die Narkose einleitete, sagte sie also zu ihm: *„Und wo Sie die Augen geschlossen haben, finden Sie sich auf dieser Bergwiese wieder. Sie stehen auf dieser wunderschönen Wiese und es ist so herrlich, einen tiefen Atemzug zu nehmen."* Der Kollegin fiel dabei sofort auf, dass der Patient sehr unruhig wirkte und versuchte, sich zu befreien. Sie musste daraufhin deutlich mehr Narkosemittel geben und hatte den Eindruck, dass die Einleitung sehr schlecht gelaufen sei. Dies ließ ihr keine Ruhe, so dass sie nach der OP noch in den Aufwachraum ging, um den Patienten zu fragen, ob alles o.k. sei.

Der Patient gab dann an, dass es jetzt o.k. sei, aber bei der Narkoseeinleitung habe er unglaublich starke Angst bekommen, weil er die Bergwiese nicht gesehen habe. Er sei sich in dem Moment sicher gewesen, dass etwas mit der Narkose falsch laufe und habe alles versucht, ihr zu sagen, dass etwas verkehrt sei. Er habe dann versucht sich ihr mitzuteilen, habe aber nicht mehr reden können.

Hätte die Kollegin, anstelle der direkten Eingaben, permissive Angebote gemacht, wäre es wahrscheinlich nicht zu diesem Problem gekommen. Sie hätte z.B. folgende Sätze sagen können: *„Und manchmal, wenn man die äußeren Augen schließt, kann man, wie mit seinen inneren Augen, wieder an diesen wunderschönen Ort gelangen. Und wenn Sie mögen, dann dürfen Sie sich auch einmal erlauben, wieder diese schöne Bergwiese zu sehen. Und wenn man auf so einer Wiese steht, dann sieht man vielleicht diese wunderschönen Blumen, das grüne Gras, die Bäume und im Hintergrund die Gipfel der Berge…“.* In diesen Sätzen sind ganz viele Angebote, aber nichts was das Gehirn als Fehler einstufen könnte.

Beispiele für permissive Sätze:

- *„Wenn Sie mögen, dann dürfen Sie sich einmal vorstellen…“*
- *„Vielleicht können Sie jetzt schon erste Bilder sehen…“*
- *„Und manchmal ist es so, dass…“*
- *„Manche Menschen fühlen in solchen Augenblicken…“*
- *„Es kann vorkommen, dass…“*

Ganz allgemein ist es auch einfacher, dem Patienten Angebote zu machen, wenn man aus der direkten Ansprache (Du/Sie) zur Benutzung unpersönlicher Pronomen (man, jemand…) übergeht. Aus *„Sie sehen diesen wunderschönen türkisblauen Ozean und Sie hören das Rauschen der Wellen“* würde dann *„Und wenn man auf so einer Insel ist, dann kann man vielleicht so einen wunderschönen türkisblauen Ozean sehen und manchmal kann man sogar so ein Rauschen wie von den Wellen hören“.*

Der permissive Sprachstil spiegelt sich auch in der Kommunikation mit dem Patienten außerhalb der Trance wieder. So würde ein Hypnosetherapeut z.B. Sätze wie *„Sie müssen jeden Tag drei Liter Wasser trinken"* sicherlich eher vermeiden und stattdessen Sätze wie: *„Als Arzt möchte ich Ihnen gerne empfehlen, jeden Tag möglichst viel zu trinken, da sich gezeigt hat, dass dies vielen Menschen in ähnlichen Situationen sehr gut getan hat."* Dieser permissive Sprachstil ist ausgesprochen hilfreich, zum Aufbau einer guten therapeutischen Beziehung, da er von Patienten als sehr angenehm wahrgenommen wird. Da wir aus vielen Studien wissen, dass die therapeutische Beziehung der wichtigste Faktor ist, um eine erfolgreiche Psychotherapie durchzuführen, ist es sicherlich für alle Psychotherapeuten nützlich, dies zu erlernen und zu trainieren.

Ein letztes kleines Beispiel: Als ich vor ein paar Tagen in einer deutschen Bäckerei einkaufte, war vor mir eine Kundin die sagte: *„Ich kriege das Bauernbrot da oben."* Dieser Satz führte bei mir gleich zu einer inneren Abwehr, da ich mich bereits sehr an den freundlichen Schweizer Sprachstil gewöhnt habe, wo es dann in der Bäckerei *„Ich würde gerne bitte das Bauernbrot dort oben kaufen"* heißen würde.

2. Pacing und Leading

Pacing und Leading sind eine der wichtigsten Grundlagen bei der Arbeit in Trance. *Pacing* bedeutet dabei so viel wie *Angleichung* oder *Schritt halten*, während *Leading* am ehesten mit *Führung* oder *Leitung* übersetzt werden könnte.

Pacing = Angleichen

Das Pacing dient der Verbesserung der therapeutischen Beziehung, sowie der Vertiefung der Trance. Beim Pacing versucht der Therapeut mit dem Patienten in Einklang zu kommen, indem er eine ähnliche Körperhaltung einnimmt, sowie Mimik, Stimme und Sprache angleicht. In der hypnotischen Trance wird dies umgesetzt, indem z.B. die Empfindungen, die der Patient äußert, vom Therapeuten wiederholt werden. Wenn der Patient beispielsweise sagt: *„Ich fühle mich gerade so frei wie ein Vogel"*, dann würde der Therapeut dies aufnehmen und wiederholen: *„Aha, Sie fühlen sich da gerade so frei wie ein Vogel... wie ein Vogel, so ein ganz freies Gefühl..."*.
Ich habe in den Technikbeschreibungen (s.S. 94) häufiger das Wort (Pacing) in Klammern eingefügt, um darauf hinzuweisen, dass man hier mit den Wiederholungen der Patientenäußerungen etwas mehr Zeit verbringen soll, um hiermit die Trancetiefe oder einen Fokus zu verstärken.
Wenn sich die Wichtigkeit eines Kapitels in diesem Buch im Umfang des Kapitels wiederspiegeln würde, dann würde das Pacing vermutlich 20 Seiten einnehmen. Pacing ist aber etwas, was man nur schlecht beschreiben und kaum abstrakt verstehen kann. Es ist etwas, das man erleben muss, um sich Stück für Stück seiner Wichtigkeit bewusst zu werden. Insofern möchte ich an dieser Stelle drei Übungen vorschlagen:

Übung: Unterschied zwischen kognitiver Beurteilung und emotionaler Wahrnehmung.

Ein Übungspartner (Klient) beschreibt dem Anderen (Therapeut) innerhalb von einer Minute die derzeitige Wetterlage. Der Therapeut überlegt sich, was davon korrekt ist und was er vielleicht anders beschreiben würde.

Anschließend schließt der Therapeut die Augen und der Klient beschreibt ihm eine schöne Situation aus seinem letzten Urlaub. Der Therapeut darf sich einfach einmal vorstellen, wie es da wohl ist und wie sich die Situation gerade anfühlt. Anschließend wechseln die Partner die Rollen und spielen die beiden Situationen erneut durch. Am Ende besprechen sie die Unterschiede im Erleben der beiden Situationen.

Diese Übung veranschaulicht sehr schön den Unterschied zwischen einem wachen, analytisch geprägten Gespräch, bei welchem relativ wenig emotionale Beteiligung eintritt, mit einem Zuhören und sich treiben lassen, welches vermehrt Emotionen zu lässt.

Neueste Studien aus der Hirnforschung zeigen, dass sich Emotionen nur sehr wenig durch rationale kognitiv geprägte Leistungen verändern lassen. Unsere Kognitionen lassen sich allerdings sehr stark durch emotionale Leistungen verändern. Insofern liegt es natürlich sehr nahe, Psychotherapie eher auf der emotionalen, als auf der rationalen Ebene stattfinden zu lassen.

Übung: Vertiefung des Erlebens, wenn die Situation Ich-synton ist.

Ein Übungspartner (Klient) erzählt dem Anderen (Therapeut) eine schöne Situation aus seinem letzten Urlaub. Der Therapeut schreibt nach Möglichkeit mit, um dieses Situation später möglichst genau mit den Worten des Klienten wiedergeben zu können. Nachdem der Therapeut genug Informationen zusammen hat (ruhig 5 Minuten Vorgespräch machen), bittet er den Klienten, die Augen zu schließen und sich noch einmal an diesen schönen Ort zu begeben.

Dann beschreibt der Therapeut seinem Übungspartner, was er gerade sehen könnte, was er hören könnte und was für Gefühle da gerade sein könnten. Er nutzt dazu alle Informationen aus dem Vorgespräch und da, wo es passt, nutzt er sie auch mehrfach und wiederholt die Sinneseindrücke.

Anschließend wechseln die Partner die Positionen und zum Ende des zweiten Durchgangs besprechen sie kurz, wie sich diese erste leichte Trance angefühlt hat.
Im Vergleich zu Übung 1 erreicht man meist ein tieferes Gefühl und eine stärkere emotionale Verbindung, wenn es die eigene Erinnerung ist, die man noch einmal erlebt und nicht eine fremde Erinnerung, bei der man nur „Trittbrettfahrer“ ist.

Übung: Weitere Vertiefung des Erlebens, wenn die Ich-syntone Erinnerung gepaced wird.
Die Übung beginnt genau wie Übung 2 damit, dass ein Übungspartner (Klient) im Vorgespräch einen schönen Moment seines Lebens beschreibt und der Andere (Therapeut) sich hierzu Stichpunkte macht. Auch hier ist es wichtig, bei der Wortwahl möglichst nah an den Beschreibungen des Klienten zu bleiben.
Anschließend setzt der Klient sich bequem und möglichst symmetrisch hin. Dies ist wichtig, da die Position in Trance kaum verändert wird und eine symmetrische Sitzposition langfristig am angenehmsten ist. Wenn der Klient eine gute Sitzposition gefunden hat, schließt er die Augen. Der Therapeut berichtet ihm nun von der der Situation und bringt ihn so in eine leichte Trance.
Nachdem der Klient in dieser leichten Trance ist, bittet der Therapeut ihn einmal zu beschreiben, was er jetzt gerade sieht oder hört. Diese Frage bringt den Klienten vermutlich etwas aus der Trance heraus. Dann auch noch selber „reden zu müssen“ macht es noch schwieriger, in Trance zu bleiben. Dies ist aber notwendig, da wir später in den therapeutischen Trancen ja auch mit den Patienten in Kontakt bleiben wollen, also mit diesen kommunizieren können müssen.
Die vom Patienten in Trance geschilderten neuen Informationen nutzt der Therapeut gleich zum Pacing und baut diese in seine Beschreibung der Situation ein. Nachdem er die jetzige Situation mehrfach gut beschrieben hat, fragt er wieder, was der Klient jetzt gerade sieht oder hört. Er kann dann auch fragen, ob der Klient etwas Besonderes fühlen kann (z.B. den Sonnenschein auf seinem Nacken, den Sand, auf dem er gerade spazieren geht, Wind in seinem Gesicht, etc.), oder ob es bestimmte Gerüche gibt, die er riechen kann (z.B. die salzige Seeluft oder die frische Frühlingswiese).

All diese Informationen werden weiter gepaced. Dadurch wird der Klient aktiv durch seine schöne Situation begleitet.
Diese Form der Hypnose, in der der Patient immer wieder befragt wird, um anschließend mit den zusätzlichen Informationen tiefer in Trance gebracht zu werden, nennt sich Fraktionierung (s.S. 64). Die Fraktionierte Hypnose ermöglicht es zum einen, deutlich tiefer in Trance zu gehen, als durch bloße Wiedergabe des Vorgespräches und zum anderen trainiert sie die Kommunikation in Trance, die wir für fast alle Formen der Hypnosetherapie benötigen.
Die Übungspartner besprechen nach Ende der dritten Übung den Unterschied im Erleben zur Trance aus Übung 2.

Leading = Führung

Beim Leading wird das, z.B. durch Pacing erlangte Vertrauen des Patienten genutzt, um ihn jetzt in eine vom Therapeuten als nützlich empfundene Richtung zu leiten. Diese sollte natürlich immer im Sinne des Patienten sein. Bezogen auf das unter Pacing (s.o.) geschilderte Beispiel, könnte ein Leading jetzt folgendermaßen aussehen: *„So ein ganz freies Gefühl, wie ein Vogel,... und wenn man ganz frei ist, dann kann man sich auch erlauben, ganz entspannt zu sein... Sie dürfen jetzt ganz entspannt sein, frei und entspannt..."*

Übung: Führen und sich führen lassen.
Eine kleine Übung zum Führen und führen lassen, die sich gut eignet, um einen Kurs ein wenig aufzulockern, sieht folgendermaßen aus: Die beiden Partner stellen sich im Abstand von einem Meter voreinander auf und legen ihre Hände an den Fingerspitzen aneinander. Dann schließen beide die Augen und einer beginnt, seine Arme langsam zu bewegen. Der Andere folgt ihm dabei und lässt sich frei führen. Nach ca. 30 Sekunden wechseln die Partner und der Andere führt. Nach einer weiteren halben Minute wechseln sich die Partner intuitiv ab. Mal führt der Eine, mal führt der Andere ohne dass dies abgesprochen wird. Hierbei muss man sich sehr gut auf den Partner einstellen, um gut darauf reagieren zu können, wenn dieser seine Haltung oder seinen Aktivitätsgrad verändert. Hierbei handelt es sich praktisch um die körperliche Umsetzung von Leading und Pacing.

3. Arbeiten mit Suggestionen

Der Begriff *Suggestion* wurde im 17./18. Jahrhundert eingeführt und bezeichnet die *manipulative Beeinflussung* einer Vorstellung oder Empfindung, mit der Folge, dass die Manipulation nicht wahrgenommen wird oder zumindest zeitweise für das Bewusstsein nicht abrufbereit ist. Etymologisch ist er zurückführbar auf das lateinische Substantiv *suggestio, -onis*, was so viel bedeutet wie *Hinzufügung, Eingebung* oder *Einflüsterung*, oder auf das lateinische Verb *suggerĕre (zuführen, unterschieben)*.

Direkte Suggestionen

Es werden verschiedene Formen von Suggestionen je nach Art und Anwendung unterschieden. Die einfachste Form der Suggestion ist die **direkte Suggestion**. Diese wurde bis vor ca. 50 Jahren von „Hypnosetherapeuten" benutzt, um Verhaltensweisen von Patienten zu verändern. Damals stand der Hypnotiseur im Mittelpunkt der Therapie und hat seine Macht über den gläubigen Patienten genutzt, um Veränderungen zu erreichen. Heute wird diese Form der Hypnose oft auch **klassische Hypnose** genannt und ist in den letzten Jahren immer mehr in den Hintergrund getreten. Diese Art der Suggestion wirkt sehr imposant bei hochsuggestiblen Patienten und wird oftmals in Hypnoseshows genutzt.

Beispiele für direkte Suggestionen:

- *„Wenn ich bis 3 gezählt habe, dann werden Sie die Zahl 4 nicht mehr aussprechen können. Sie werden die Zahl 4 komplett vergessen haben. Die 4 existiert nicht mehr. 3,2,1 und die Zahl ist aus Ihrer Erinnerung gelöscht."*
- *„Wenn Sie gleich aus der Trance aufwachen, dann werden Sie das Gefühl haben, dass alles ganz normal sei, aber sobald Sie eine Schachtel Zigaretten in die Hand nehmen, werden Sie eine beginnende Übelkeit spüren und wenn Sie eine Zigarette aus der Schachtel heraus nehmen, dann wird die Übelkeit immer stärker werden und wenn Sie dann den Zigarettenrauch rie-*

chen, dann wird die Übelkeit so stark werden, dass Sie sich übergeben wollen."

- *„Nach der Operation könnten Sie ein ganz starkes Hungergefühl spüren. Sie könnten das Gefühl haben, seit Tagen nichts mehr gegessen zu haben und sich wünschen, eine große Portion ihrer Leibspeise essen zu dürfen. Und Sie könnten Durst haben, so einen lustvollen Durst, so, als ob man gerade so richtig gut Sport gemacht hat."*

An diesen drei Beispielen sieht man bereits die große Bandbreite von direkten Suggestionen.
Nummer 1 stammt natürlich aus der Show-Hypnose und funktioniert nur mit sehr suggestiven „Klienten".
Nummer 2 ist ein sehr alter therapeutischer Ansatz zur Raucherentwöhnung, der zwar anfangs oftmals gut funktioniert, mit der Zeit aber seine Wirkung meist verliert.
Nummer 3 ist tatsächlich eine sehr wirkungsvolle Suggestion, die man vor Operationen einsetzt, um die postoperative Übelkeit zu vermindern. Bei dieser Suggestion fällt bereits ein kleiner Unterschied auf. Im Gegensatz zu den beiden anderen Suggestionen handelt es sich hierbei um ein **Angebot** und nicht um einen **Befehl**.

Indirekte Suggestionen

Die **moderne Hypnosetherapie** arbeitet fast nur noch mit **Angeboten** und hierbei vorwiegend mit **indirekten Suggestionen**, da direkte Suggestionen oftmals Widerstand im Patienten hervorrufen und damit ihre Wirkung verlieren. Bei indirekten Suggestionen nimmt der Patient weniger bewusst wahr, was ihm angeboten wird. Dies kann durch verschiedene Sprachmuster erreicht werden, von denen drei im folgenden vorgestellt werden.

1. Verwendung der Verneinung

Unser Gehirn kann viel einfacher in Bildern denken, als in rationalen Zusammenhängen. Wenn ich jetzt also versuche, nicht an die schwere Prüfung zu denken, die ich morgen unbedingt bestehen muss und für die ich noch viel zu wenig gelernt habe, dann verschwindet das „nicht" irgendwie und übrig bleibt die Prüfungsangst. Dieses bildliche Denken können wir uns aber auch therapeutisch nutzbar machen, indem wir die Suggestionen, die wir dem Patienten geben wollen, einfach verneinen. Das „nicht" reicht oft aus, den Widerstand zu umgehen, um kurz danach verloren zu gehen und unsere Suggestion ans Ziel kommen zu lassen.

Beispiele für Verneinungen:

- *„Sie brauchen gar nicht daran zu denken, wie sich Ihr Hals ganz von alleine entspannt, wenn Sie zu dem Mikrofon greifen und mit Ihrem Vortrag beginnen."*
- *„Wenn Sie mit dem Ball auf das Tor zulaufen, dann brauchen Sie sich gar nicht vorzustellen wie riesig groß dieses Tor ist und was für ein großartiges Gefühl es sein wird, wenn Sie gleich den Siegtreffer für Ihre Mannschaft schießen."*

2. Verknüpfung an einen Auslöser in der Zukunft

Die Erwartung von Heilung führt zur Heilung. Wenn wir eine positive Erwartungshaltung im Patienten schaffen, dann braucht es manchmal nur noch einen kleinen Auslöser, um den Heilungsprozess zu induzieren.

Beispiele für Verknüpfungen:

- *„Und Sie wissen ja, dass wenn Sie in diese Prüfung gehen, Ihr Herz ganz schnell und kräftig schlagen wird und Sie wissen auch, dass Sie spüren werden, wie Ihr Herz ganz schnell und ganz kräftig schlägt und je kräftiger Ihr Herz schlägt, desto besser wird auch das Gehirn durchblutet und je besser das Gehirn durchblutet ist, desto mehr Sauerstoff und mehr Nährstoffe bekommt das Gehirn und desto besser kann es auch denken und arbeiten und wenn Sie in diese Prüfung gehen, dann werden Sie Ihren Herzschlag spüren und das ist für Sie das Zeichen, dass genau jetzt Ihr Gehirn so richtig gut arbeiten kann und Sie sich voll und ganz auf das Bestehen der Prüfung konzentrieren können..."*

  In diesem Beispiel ist neben der Suggestion auch noch ein Truismus „versteckt". Truismen (s.S. 59) sind nicht überprüfbare Wahrheiten, die man in der Hypnosetherapie an bestimmte Aussagen koppelt, um diese dann wahr erscheinen zu lassen.

- *„Bei einer solchen saisonalen Depression ist es meist einfach nur das Sonnenlicht was fehlt. Insofern heilt die Seele ganz von allein, wenn sie die benötigte Menge an Sonne zu spüren bekommen hat und Sie können ja einfach mal neugierig sein, wann Sie genau den Sonnenstrahl sehen, der bei Ihnen die Heilung in Bewegung bringt."*

3. Nutzung von Metaphern als Träger der Suggestion

Eine sehr elegante Möglichkeit Suggestionen wirkungsvoll einzusetzen ist die Arbeit mit Metaphern und Stellvertretern (siehe auch S.XX). Diese Stellvertreter können andere Menschen, Tiere oder sogar Pflanzen sein. Dadurch, dass sich der Patient unbewusst angesprochen fühlt, kann die Suggestion ihre Wirkung entfalten ohne dass irgendwelche Widerstände aufgebaut werden.

Beispiele für Metaphern als Träger von Suggestionen:

- *„Und manchmal, wenn man im Wald spazieren geht, dann staunt man über diese alten Bäume, die man da sieht und vielleicht spürt man, was sie alles schon überstanden haben und sie stehen immer noch fest und sicher. Sie haben Stürme und Trockenheit erlebt, gute Zeiten wie schlechte und teilweise dachten sie vielleicht, dass es nicht mehr weiter geht. Aber dann wussten sie auch immer wieder, dass sie sich auf ihre Wurzeln verlassen können,... dass sie diese Stärke und Standfestigkeit haben..."*
  Durch das „sie", welches sich sowohl auf die Bäume, als auch, in der direkten Ansprache, auf den Patienten beziehen kann, kann der Patient die Suggestionen von Stärke und Standfestigkeit gut auf sich beziehen. Dies funktioniert besonders gut, wenn man das „sie" jeweils direkt in Richtung des Patienten spricht und ein wenig stärker betont.
- *„Und manchmal scheint die Dunkelheit kein Ende nehmen zu wollen, so wie der Winter für die Zwiebeln der Blumen kein Ende nehmen will. Aber die Schneedecke mag noch so dick sein, tief in ihrem Inneren wissen die Blumenzwiebeln, dass der Win-*

ter vorbei gehen wird. Sie wissen, dass irgendwann der Schnee langsam schmilzt. Sie wissen, dass die Sonne wieder Wärme bringen wird und dass die Dunkelheit ein Ende haben wird. Sie wissen, dass sie wieder Kraft haben und wieder aufblühen werden. Ganz tief in sich haben sie die Kraft und diese wunderbare Sicherheit, zu wissen, dass die Sonne wieder aufgehen wird."

4. Seeding = Sähen

Als *Seeding* bezeichnet man das *Sähen* oder *Einstreuen* von Suggestionen, die beiläufig im Gespräch „fallen gelassen“ werden und somit vom Patienten ohne kritisches Hinterfragen angenommen werden können. Besonders elegant sind solche Einstreusuggestionen dann, wenn sie dem Patienten indirekt gegeben werden. Der Therapeut könnte z.B. über folgende Einstreusuggestionen ein Stabilitätsgefühl im Patienten schaffen: *„Und Sie sehen diese Bäume, die so sicher und fest verwurzelt sind. Sie sind so sicher und fest verwurzelt. Sie haben schon so viele Stürme überstanden und stehen trotzdem noch fest und sicher...“*. Hier wird eine Besonderheit der deutschen Sprache ausgenutzt, da das Wort „sie“ sich zum einen auf die Bäume beziehen kann, zum anderen aber auch als direkte Ansprache an den Patienten gerichtet sein kann. Wenn ich jetzt beim Beschreiben der Bäume, dass „sie“ immer wieder betone und direkt Richtung Patienten spreche, dann bezieht sein analytisches Denken das „sie“ noch auf die Bäume, sein unbewusstes, emotionales Denken kann das „sie“ aber schon auf sich selber beziehen und die Suggestion für sich annehmen (Fallgeschichte: Joe und die Tomatenpflanzen, s.S. 30).

5. Truismen

Als *Truismen* bezeichnet man *nicht überprüfbare Wahrheiten*, also allgemein akzeptierte Aussagen, die somit schwer widerlegt und kaum nachgeprüft werden können. In der Hypnosetherapie nutzt man solche Truismen gerne, um daran eine Aussage zu koppeln, die vielleicht gar nicht so viel mit dem Truismus zu tun hat, aber durch die Kopplung dann ebenfalls vom Patienten als gegeben und wahr angenommen werden kann. In der Therapie könnte ein Truismus wie folgt genutzt werden: *„Man weiß ja heute, dass solche Enttäuschungen zu großer Wut führen, aber diese Wut ist genau der Antrieb, den es braucht, um sich wieder nach oben kämpfen zu können und deshalb ist es gut und wichtig, dass Sie diese Wut in sich spüren und diese auch für sich nutzen können."*

Truismen werden übrigens auch sehr gerne von Politikern genutzt, um diese „Wahrheiten" als Zugpferd für ihre politischen Botschaften zu nutzen: *„Jeder Mensch weiß nach Tschernobyl, dass alle Atomkraftwerke explodieren können* **(Truismus).** *Daher ist es nur eine Frage der Zeit, wann unsere Atomkraftwerke explodieren* **(Halbwahrheit)** *und wir müssen so schnell wie möglich alle Atomkraftwerke abschalten* **(Botschaft).***"*

6. Arbeiten mit Bildern und Metaphern

Während unser Bewusstes sich zumindest einbildet, analytisch und abstrakt denken zu können, funktioniert unser Unbewusstes auf einer rein bildhaften Ebene. Auf dieser Ebene verlieren Verneinungen oder andere Abstraktionen komplett ihre Funktion. Man kann nicht aktiv an etwas nicht denken. Hierzu eine kleine Übung:

Übung: Verneinungen funktionieren im Unbewussten nicht.
Die Übungsteilnehmer schließen die Augen und der Übungsleiter spricht folgenden Text:
„Ich möchte Sie einmal bitten, dass Sie jetzt ganz besonders aufmerksam sind und sich gut darauf konzentrieren, dass Sie jetzt nicht an eine gelbe Zitrone denken. Ich möchte Sie bitten, diese Vorstellung, einer saftigen, sonnengereiften, gelben Zitrone gänzlich zu vermeiden. Sie brauchen auch gar nicht darüber nachzudenken, wie diese Zitrone aussehen würde, wenn sie jetzt aufgeschnitten würde und man dieses saftige Fruchtfleisch sehen könnte. Machen Sie sich bitte ganz frei von dem Gedanken, jetzt diesen saftigen Zitronensaft in Ihren Mund zu träufeln. Denken Sie bitte keinesfalls daran, wie dieses säuerliche Zitronenaroma sich in Ihrem Mund ausbreitet."
Die Übungsteilnehmer, die es schaffen, bei dieser Übung nicht an Zitronen zu denken, schaffen dies nur dadurch, dass sie gezielt an etwas anderes, z.B. an rosa Elefanten, denken. Man kann seine Gedanken natürlich auf etwas anderes fokussieren, aber man kann sie eben nicht von etwas weg fokussieren. Dies ist z.B. für die Schmerzbehandlung sehr wichtig. Man kann sich nicht von den Schmerzen weg fokussieren, sondern nur auf etwas anderes hin.

Die Hypnosetherapie arbeitet daher sehr viel mit Bildern und Metaphern, da diese sehr gut vom Unbewussten aufgenommen und verarbeitet werden können. Auch das Unbewusste arbeitet mit Bildern und Metaphern. So sind alle Träume, mit denen wir unsere Erlebnisse verarbeiten, im Endeffekt nichts anderes als in Bildern verpackte Informationen.

7. Reframing = Umdeutungen

Der Begriff *Reframing* stammt aus dem Englischen und bedeutet, Dingen oder Situationen einen *neuen Rahmen* zu geben. So können bestimmte, für den Patienten schwierige Situationen oder Eigenschaften, aus einer anderen Perspektive betrachtet oder ihnen auch andere Attribute zugeschrieben werden. Die einfachsten Umdeutungen sind Sätze wie *„Scherben bringen Glück"* oder *„Pech im Spiel, Glück in der Liebe"*. Hier wird eine eigentlich unangenehme Situation in etwas Positives umgedeutet. Auch der Aberglaube ist im Endeffekt ein Reframing.

Für die Psychotherapie hat Virginia Satir, eine der Leitfiguren der Systemischen Therapie, das Reframing als nützliches therapeutisches Instrument ausgearbeitet. Milton Erickson hat es dann für die klinische Hypnosetherapie übernommen. Im therapeutischen Setting wird hierzu z.B. ein *Perspektivenwechsel* vorgenommen. Wenn der Vater einem alles Mögliche verbietet, was natürlich als negativ wahrgenommen wird, dann könnte der Therapeut dem Patienten helfen, in die Rolle des Vaters zu schlüpfen und zu schauen, warum er bestimmte Dinge verbietet. Hierbei erfährt der Patient meist sehr gute und vernünftige Gründe, die dann wertgeschätzt werden können. Daraus resultiert dann wiederum eine ganz neue Bewertung auf deren Grundlage vielleicht mit dem Vater gemeinsam an Veränderungen gearbeitet werden kann.

8. Utilisation = Nutzbar machen

Der Begriff *Utilisation* wurde von Milton Erickson geprägt. Er bezeichnet eine therapeutische Grundhaltung, die alles, was ein Patient mit in die Behandlung einbringt, ebenso wie Aspekte der Behandlungssituation selbst, für den Therapieerfolg einzusetzen versucht.
Erickson benutzte als erster den Begriff der Utilisation, um einen Leitsatz erfolgreicher Arbeit mit Hypnose und in der Psychotherapie zu beschreiben. Er schrieb hierzu: *„Diese Methoden beruhen darauf, die eigenen Einstellungen, Empfindungen, Denk- und Verhaltensweisen der Versuchsperson zu nutzen; des Weiteren wurden Aspekte der realen Situation [...] in verschiedenster Weise genutzt. Es geht also um die Nutzung der eigenen Reaktionsmuster und Fähigkeiten des Patienten, anstelle des Versuchs, ihm durch Suggestionen das begrenzte Verständnis des Therapeuten aufzunötigen, wie er sich zu verhalten hat und was er tun sollte."* Die Utilisation ist damit einer der zentralen Unterschiede, zwischen der klassischen, therapeutenzentrierten Hypnose und der modernen, klientenzentrierten Hypnosetherapie Milton Ericksons.

Fallbeispiel: Reframing und Utilisation.
Als ich als Assistenzarzt auf eine Gerontopsychotherapie-Station kam, wurde mir ein „sehr schwieriger Patient" zugeteilt. Dieser Patient war ein äußerst freundlicher und respektvoller älterer Herr mit Migrationshintergrund. Er war bereits seit 40 Jahren in der Schweiz und hatte zwei Jahre zuvor seine Ehefrau verloren. Dies hatte ihm den Boden unter den Füßen weg- gezogen, so dass er letzten Endes nicht mehr leben wollte und wegen starker Depressionen in die Klinik kam. In der Zwischenzeit war er seit fast einem Jahr in der Klinik, wo es ihm auch relativ gut ging. Nur wenn von Entlassung die Rede war, wurde er wieder stark depressiv und suizidal. Auch dem Umzug in ein Altenpflegeheim stand er sehr negativ gegenüber. Die Mitarbeiter in der Klinik und auch sein Sohn, der ihn alle zwei Wochen besuchte, ärgerten sich sehr über die Sturheit und Rigidität des Patienten.
Als der Sohn eines Tages wieder zu Besuch kam, führte ich ein gemeinsames Gespräch mit ihm und seinem Vater.

Der Sohn beklagte sich wieder über die Unbeweglichkeit seines Vaters und zählte erneut all die guten Gründe auf, die dafür sprachen, in ein Pflegeheim zu gehen. Es ärgerte ihn sehr, dass sein Vater schon immer so ein schlimmer Dickkopf gewesen sei. Ich hörte mir seine Ausführungen in Ruhe an und bemerkte, wie unangenehm dies seinem Vater war. Nach ein paar Minuten entschied ich mich dann, einen Versuch zu unternehmen, die Eigenschaften des Vaters in einem anderen Rahmen zu betrachten und für die Therapie zu Utilisieren.
Ich fragte den Sohn also, ob er sich in seiner Kindheit gut auf seinen Vater verlassen konnte. Ich fragte ihn, ob sein Vater immer zu seinem Wort gestanden hat und ob er sich mit seinem Vater in seiner Kindheit sicher gefühlt hatte. Es kamen noch viele andere Fragen, welche die Verlässlichkeit und die Stabilität des Vaters in den Vordergrund stellten. All diese Fragen wurden vom Sohn positiv beantwortet und ihm fiel auf, dass dies gar nicht selbstverständlich war. So hatte seine Frau z.B. kein so sicheres Elternhaus gehabt und hatte ihn um seine stabile und sichere Kindheit häufig beneidet. Während dieses Gespräches bemerkte ich, dass der Vater, der neben uns saß, immer gerader auf seinem Stuhl wurde, wie er sich richtiggehend aufrichtete und sehr zufrieden wirkte. Endlich wurde nicht mehr auf seinen „schlechten Eigenschaften" herumgeritten, sondern seine „positiven Eigenschaften" wurden wertgeschätzt. Dabei handelte es sich natürlich um die gleiche Eigenschaft, die nur von einer anderen Seite aus betrachtet wurde, bzw. der ein neuer Rahmen gegeben wurde.
Zwei Tage später, in unserer nächsten Therapiestunde, sagte der Patient dann zu mir, dass er jetzt bereit wäre, sich ein oder zwei Altenpflegeheime anzuschauen.

9. Fraktionierung

Zur Vertiefung einer Trance eignet sich die *fraktionierte Hypnose*.
Zunächst bespricht der Therapeut mit dem Patienten im Vorgespräch, was das Ziel der Therapiesitzung sein soll. Dies könnte z.B. eine Ressourcensituation, wie ein ganz besonderer Augenblick im Leben des Patienten, sein. Durch das Vorgespräch ist der Patient bereits so gut auf die Zielsituation fokussiert, dass man meist keine umfangreiche Tranceinduktion benötigt, um den Patienten in die Trance einsteigen zu lassen. Man braucht den Patienten nur noch zu bitten, die Augen zu schließen und ganz in diese Situation hineinzugehen. Zur ersten Trancevertiefung werden dann die Informationen aus dem Vorgespräch zum Pacing genutzt.
Sobald der Therapeut das Gefühl hat, dass eine gute Trancetiefe erreicht ist, möchte er zum einen wissen, ob der Patient wirklich da ist, wo er sein sollte und zum anderen benötigt der Therapeut neue Informationen für ein weiteres Pacing. Daher bittet er den Patienten direkt um Informationen über das, was er sieht oder hört. **Sehen** und **Hören** sind die am stärksten nach außen gerichteten Sinneskanäle, die gleichzeitig den mit Abstand größten Teil unserer Informationsaufnahme ausmachen. Bei leichten Trancen ist es für den Patienten daher oft am einfachsten, Inhalte aus diesen Sinneskanälen zu schöpfen.
Diese direkte Ansprache und insbesondere das Antworten führen beim Patienten zu einer Störung der Trance und er wird wieder deutlich wacher (Abb. 1, s.S. 65).
Die neuen Informationen werden dann mit den Informationen aus dem Vorgespräch kombiniert und zum weiteren Pacing genutzt. Dies führt dazu, dass die Trance wieder tiefer wird. Meist wird die Trance dabei auch tiefer als vor der Störung durch die erste „Fragerunde“.
Dann folgen die nächsten Fragen an den Patienten, welche jetzt schon etwas tiefer gehen. So wird z.B. nach den **Gedanken** und **Gefühlen** des Patienten gefragt. Auch das führt erneut zu einer Störung der Trance und der Patient wird wieder wacher. Oftmals wird er allerdings nicht so wach wie zuvor, da er zum einen bereits tiefer in Trance ist und sich zum anderen langsam daran gewöhnt, in Trance zu sprechen.
Diese weiteren Informationen integriert der Therapeut jetzt wieder ins Pacing und da er jetzt auch von Gedanken und Gefühlen spricht, wird

das Tranceerleben des Patienten noch tiefer und er geht dementsprechend tiefer in Trance.

In der nächsten Runde gehen die Fragen noch weiter nach Innen und es wird nach **Emotionen** und **Körpergefühlen** (z.B. Wärme im Bauch, das Gefühl, frei durchatmen zu können, etc...) gefragt.

Auch dies führt wieder zu einer leichten Störung. Die Patienten bleiben aber meist gut in Trance. Die Antworten werden oft etwas kürzer, geben aber ganz wichtige Informationen, die man jetzt nutzen kann, um die Trance mit guten Pacing weiter zu vertiefen.

Über diese fraktionierte Trance erreicht man bei der Mehrheit der Patienten eine tiefere Trance, als wenn man „nur" mit den Informationen aus dem Vorgespräch arbeiten würde und die Kommunikation mit dem Patienten vermeidet. Diese tiefere Trance lässt sich dann mit Leading und/oder dem Seeding von Suggestionen fortführen. Zum Ende kann der Therapeut dann noch ein paar posthypnotische Suggestionen platzieren und diese gegebenenfalls an bestimmte spätere Wahrnehmungen des Patienten verankern. Damit leite ich die Trance dann auch langsam und behutsam wieder aus.

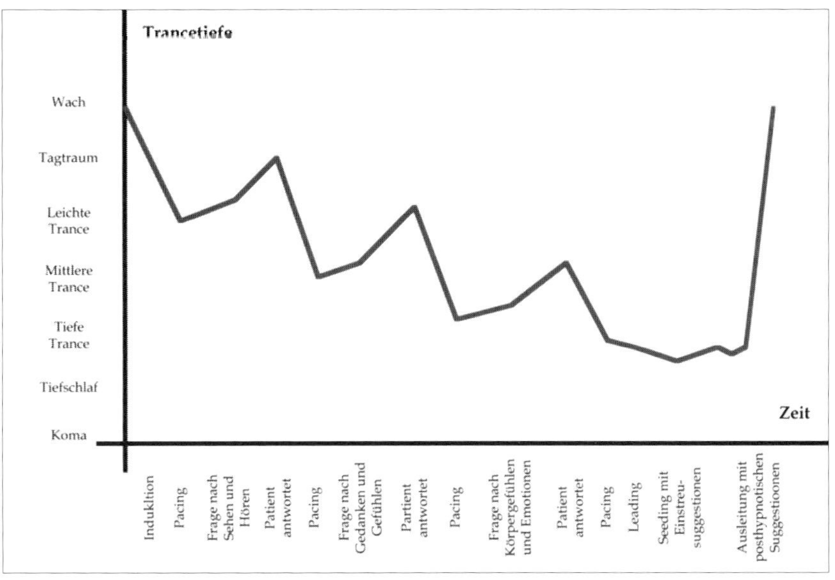

Abb. 1: Trancetiefe bei fraktionierter Hypnose.

Induktionen - Wie kommt der Patient in Trance

Als *Induktionen* werden die Techniken bezeichnet, die dem Patienten helfen in Trance zu kommen, um in diesem veränderten Bewusstseinszustand therapeutisch arbeiten zu können.
Eines der zentralen Elemente ist hierbei die **Fokusverschiebung**. Der im wachen Zustand normalerweise nach außen gerichtete Fokus *„Was kann ich alles aus meiner Umwelt aufnehmen und verarbeiten?"* soll nach innen gerichtet werden *„Was kann ich alles in meiner Innenwelt wahrnehmen und bearbeiten?"*. Hierzu ist es wichtig, den am stärksten nach außen gerichteten Sinneskanal auszuschalten: Die Augen.
Der von mir sehr geschätzte Schweizer Neurologe Peter Sandor hat in einem Workshop einmal berichtet, dass über 70% der Nervenzellen in unserem Gehirn direkt oder indirekt mit der Verarbeitung optischer Reize verknüpft sind. Wenn wir uns also auf das Sehen konzentrieren, dann ist nur noch sehr wenig Gehirnkapazität übrig, um andere Aufgaben bewältigen zu können. Das kann man gut im Selbstversuch ausprobieren, wenn man einmal versucht, 17 mit 23 zu multiplizieren. Das geht mit geschlossenen Augen deutlich einfacher, als wenn man dabei versucht, den Bildern der Tagesschau zu folgen.

Eine **formale Hypnoseinduktion** hilft dem Patienten daher dabei, die optischen Sinneswahrnehmungen auszuschalten, indem entweder die Augen geschlossen werden, oder die Augen einen bestimmten Punkt fixieren und dadurch die Menge der aufgenommenen Informationen verringert wird. Diese Blickfixation führt über kurz oder lang zur Ermüdung der Augen und meist auch zum Augenschluss.
In dem Technikkapitel werden zwei typische Induktionstechniken, die Blickfixation (s.S. 95) und der Bodyscan (s.S. 97) vorgestellt.
Bei der *Blickfixation* wird auf einen definierten Punkt fixiert. Dies kann z.B. ein Pendel, die Spitze eines Kugelschreibers, oder eine Fussel auf dem Fußboden sein. Über verschiedene physiologische Phänomene leitet der Therapeut den Patienten bis zum Lidschluss, der dann als Ausgangspunkt für die Trancearbeit genutzt werden kann: *„Und wenn sich die äußeren Augen schließen, dann können sich die inneren Augen langsam öffnen und Sie dürfen sich erlauben, einmal neugierig zu sein, was für Bilder sich Ihnen dann zeigen werden."* Wie bei den meisten

Tranceinduktionen sollte im Vorgespräch eine zielführende Vorbereitung oder zumindest ein Seeding stattgefunden haben, in welche Richtung die Hypnosetherapie gehen soll, so dass das Unbewusste des Patienten auch Bilder in diesem Zusammenhang präsentieren kann.

Übung: Blickfixation (s.S. 95)
Die *Blickfixation* lässt sich sehr gut als Gruppenübung in der Ausbildung durchführen, da die physiologischen Phänomene, die hierbei auslösbar sind, bei fast jedem Menschen in ähnlicher Art und Weise auftreten, sich also auch ohne Rückmeldung des Einzelnen gut pacen lassen. Nach der Durchführung in der Gruppe, sollten sich die Teilnehmer in Zweier-Gruppen zusammenfinden und sich dann über die Blickfixation zu einer vorher besprochenen angenehmen Situation führen lassen, die sie dann für eine Minute in Trance genießen dürfen.

Beim *Bodyscan* schließt der Patient die Augen und der Therapeut geht mit ihm seine Körperwahrnehmungen vom Fuß bis zum Kopf durch. Durch Pacing kann hierüber eine gute Trancetiefe erreicht werden, in der sich dann die eigentliche therapeutische Arbeit anschließen kann.
Neben den formalen Hypnoseinduktionen gibt es auch noch **direkte Induktionen**, die mit der späteren Trance in direktem Zusammenhand stehen. Hier geht das Vorgespräch dann geradewegs in die Trance über, indem der Therapeut während des Vorgespräches den Patienten irgendwann bittet, die Augen zu schließen.
Ein Beispiel hierzu wäre das Arbeiten aus der sogenannten **Problemtrance** heraus. Wenn der Patient wegen Schmerzen in die Therapie kommt, kann man den Patienten zunächst einmal auf den Schmerz fokussieren lassen. Man kann ihn beschreiben lassen, wo der Schmerz ist, wie er sich anfühlt, wann er begonnen hat, zu welcher Tageszeit er am stärksten ist, etc. Irgendwann sagt der Therapeut dann: *„Vielleicht mögen Sie einmal die Augen schließen und mir beschreiben, wie der Schmerz da in Ihrem Körper aussehen könnte. Und vielleicht ist es ja sogar so, dass Sie ein ganz bestimmtes Bild sehen, was den Schmerz für sie so richtig treffend beschreiben kann…"*. Von diesem Punkt aus, kann dann sehr gut mit der Trancearbeit fortgefahren werden.

Anwendungsmöglichkeiten und Arbeiten in Trance

Nachdem jetzt die Grundlagen der Hypnosetherapie, sowie verschiedene Induktionen in den Trancezustand dargestellt wurden, soll sich dieses Kapitel mit ersten Anwendungsmöglichkeiten der Hypnosetherapie beschäftigen. Da es sich hierbei explizit um ein Buch zum *Grundkurs Hypnosetherapie* handelt, werden dabei die Techniken angesprochen, die in den ersten beiden Wochenendseminaren, also in den ersten 32 bis 40 Stunden der Grundausbildung der großen deutschsprachigen Hypnosetherapiefachgesellschaften unterrichtet werden.
Da sowohl die Gesellschaften, als auch die einzelnen Institute, in ihren Inhalten differieren, werden an dieser Stelle mehr Anwendungsmöglichkeiten präsentiert, als es in einem einzelnen Kurs möglich wäre. Dies deckt sich mit dem Ziel dieses Buches, dem Leser ein gutes Fundament zur therapeutischen Arbeit mit Hypnose zu geben.
Für all diejenigen, denen dieses Fundament irgendwann nicht mehr ausreicht, empfehle ich mein Buch **„Der Hypnotherapeutische Werkzeugkasten“**, in dem über 50 hypnotherapeutische Induktionen und Interventionen dargestellt werden. Außerdem soll diesem **„Grundkurs Hypnosetherapie“** auch ein **„Aufbaukurs Hypnosetherapie“** folgen, welcher voraussichtlich 2016 erscheinen wird.

Folgende Anwendungsmöglichkeiten sollen in diesem Buch vorgestellt werden:

1. **Arbeiten mit Entspannung**
2. **Selbsthypnose**
3. **Nutzung eines Wohlfühlortes**
4. **Nutzung von Ideomotrik**
5. **Ressourcenarbeit.**

1. Arbeiten mit Entspannung

Entspannungstechniken gibt es wie Sand am Meer. Vom Mittagsschlaf über Gebete, Meditation, Yoga und Autogenem Training bis hin zur Progressiven Muskelrelaxation nach Jacobson, gibt es ein sehr großes Angebot an Entspannungsmöglichkeiten. Alleine an der Menge der Angebote sieht man, wie wichtig dieses Thema heutzutage ist.
Mit einem auf tieferen Bewusstseinsebenen arbeitendem Therapiesystem, wie der Hypnosetherapie, lässt sich natürlich noch viel besser und intensiver Entspannung induzieren. Das Interessante an der hypnotherapeutischen Entspannung ist, dass sie deutlich tiefer geht, als die meisten anderen Entspannungsverfahren, so dass neben der Willkürmuskulatur auch die unwillkürliche Muskulatur, z.B. in den Blutgefäßen oder in der Darmwand beeinflusst werden kann. Dies kann dann wiederum sehr gut zur Behandlung von psychosomatischen Erkrankungen, wie z.B. Herzneurose, psychogenen Blutdruckkrisen oder Reizdarmsyndrom genutzt werden.

Fallgeschichte: Colitis ulcerosa

Ein 55-jähriger Patient kam mit Colitis ulcerosa zu mir in die Praxis. Dies ist eine schwere entzündliche Darmerkrankung, bei der das eigene Immunsystem die Oberfläche der Darmwand angreift. Aufgrund dieser Erkrankung musste dem Patienten bereits ein Großteil seines Dickdarms entfernt werden und er benötigte 20mg Kortison (Prednison) pro Tag, um mit seinen Beschwerden halbwegs zurechtzukommen. Neben den Schmerzen litt er unter unkontrollierbarem Stuhldrang. Er musste sich daher immer in der Nähe einer Toilette aufhalten oder eine Windel tragen, was ihn sehr belastete. Nachdem ich bereits mit ein paar anderen Therapieideen bei ihm gescheitert war, überlegte ich mir, dass eine Entspannung des Darms hilfreich sein könnte und machte mit dem Patienten eine Entspannungshypnose. Hierbei induzierte ich zunächst Entspannung in den Händen, die ich dann durch die Arme und Schultern bis in die Brust führte. Von dort aus sollte es dann in den Bauch weitergehen, was allerdings daran scheiterte, dass sich zwischen Brust und Bauch eine, für die Entspannung, unüberwindliche Blockade befand.

Letzten Endes führte ich die gesamte Entspannung des Oberkörpers in die rechte Hand, welche sich dann, mittels Handlevitation (s.S. 112), ganz automatisch auf die richtige Stelle auf dem Bauch legte, um die Entspannung genau dort hinzuleiten, wo sie am meisten benötigt wurde. Der Moment, als die Hand dann auf dem Bauch zu liegen kam, war einer der besonders bewegenden Augenblicke in meiner therapeutischen Arbeit. Der Patient erschlaffte auf einmal in kompletter Entspannung. Es wurde ganz still im Behandlungszimmer und ich hörte ein ganz entspanntes „Gluckern" vom Darm des Patienten.
Nachdem ich die Trance fünf Minuten später wieder ausgeleitet hatte, berichtete der Patient, dass dies der erste Moment seit Diagnose seiner Krankheit gewesen sei, an dem er ein Gefühl von Gesundheit in seinem Körper gespürt hätte. In der folgenden Stunde wiederholten wir die Übung und nahmen sie über ein Diktiergerät auf. Der Patient bekam dann den MP3-File und trainierte diese Trance jeden Tag zuhause. Nach wenigen Wochen hatte der Patient eine gute Kontrolle über seinen Darm erreicht und konnte die tägliche Kortisondosis auf 5mg reduzieren. Ein halbes Jahr später schickte er mir eine Postkarte aus Thailand mit dem kurzen Text: „Lieber Herr Schwegler, ich war heute mit meiner Freundin tauchen. Danke!"

Die in diesem Fallbeispiel genutzte Technik, die ich auch heute noch bei den meisten meiner Patienten als erste Tranceerfahrung nutze, finden Sie im Technikkapitel unter Induktion von Entspannung (s.S. 102).
Wichtig: Diese Technik sollte der Patient unbedingt zu Hause üben. Dies lässt sich sehr einfach umsetzen, indem man die Übung auf dem Handy des Patienten aufnimmt (Diktiergerätfunktion), so dass der Patient eine angeleitete Übung hat, der er zu Hause nur noch zu folgen braucht.

Übung: Entspannung
Diese Entspannungsübung lässt sich auch gut als Gruppentrance im Kurs durchführen. Ich habe hierzu im Anhang eine Beispieltrance abgedruckt (s.S. 130), welche der Übungsleiter vorlesen und nach eigenem Gutdünken ausschmücken kann.

2. Selbsthypnose

Die moderne klinische Hypnosetherapie stellt den Patienten in den Mittelpunkt der Behandlung. Dabei ist eines der zentralen Ziele, dass der Patient Kontrolle über seine Krankheit, bzw. seine Symptome bekommt. Dies lässt sich am besten dadurch erreichen, dass man dem Patienten Werkzeuge an die Hand gibt, mit denen er selbstständig, also auch in Abwesenheit des Therapeuten, an seinen Themen arbeiten kann. Hierzu sollte der Patient lernen, eigenständig in Trance gehen zu können.

Es gibt diverse Selbsthypnosetechniken, von denen eine der bekanntesten im Kapitel Technikkapitel unter Selbsthypnose (s.S. 105) vorgestellt wird.

Selbsthypnose und das Üben von Trancen außerhalb der Therapiestunden, verstärken zum einen die in den Therapien erreichten Fortschritte und zum anderen beschleunigen sie die Therapien, da sich der Patient jeden Tag aktiv mit seiner Therapie beschäftigen kann. Daher ist es sehr empfehlenswert, Patienten möglichst früh in der Therapie an die Selbsthypnose heranzuführen.

3. Nutzung eines Wohlfühlortes

Eine zentrale Anwendung der Hypnosetherapie ist die Nutzung eines *Wohlfühlortes*. Durch die Fokussierung auf einen positiven Ort, an dem sich der Patient wohl fühlen kann, können Beschwerden wie Schmerzen, Ängste, Unruhe, oder belastende medizinische Eingriffe erleichtert werden. So kann sich der Patient z.B. beim Zahnarzt an seinen Wohlfühlort versetzen, um dort eine angenehme Zeit zu verbringen, während der Zahnarzt die notwendigen Behandlungen durchführt. Je nach Training und Suggestibilität des Patienten können auf diese Weise sogar Weisheitszahnextraktionen komplett ohne Betäubung durchgeführt werden.

Die belgische Anästhesistin Marie Faymonville hat mehrere Tausend Operationen in einer **Wohlfühlort-Trance** durchgeführt und das Vorgehen in diversen Publikationen beschrieben. Hierbei wird der Patient im Vorgespräch gebeten einen schönen Moment aus seinem letzten Urlaub zu beschreiben. Über diesen Moment wird ausführlich gesprochen und daran anschließend eine Tranceinduktion durchgeführt. Dann wird geschaut, wie tief der Patient in diese Trance eintauchen kann. Wenn eine gute Trancetiefe erreicht werden kann, was bei bis zu 85% der Patienten der Fall ist, wird diese Technik später zur Narkoseeinleitung genutzt und der Patient dann über die gesamte Operation an seinem Wohlfühlort begleitet.

Manche Hypnosetherapieschulen bezeichnen diesen Wohlfühlort auch als „Safe Place" (Sicherer Ort). Für mich geht das ein wenig zu weit, da der sichere Ort für mich andere Qualitäten als ein Wohlfühlort haben muss. Einen sicheren Ort erarbeite ich mit Patienten, wenn ich z.B. traumatherapeutisch mit ihnen arbeite. So gibt es jederzeit einen sicheren Ankerpunkt, falls die Therapie einmal zu belastend werden sollte, oder unvorhersehbare Dinge auftauchen, die ich mit dem Patienten zunächst aus etwas größerer Entfernung betrachten möchte. Im Technikteil dieses Buches stelle ich sowohl die Technik Reisen zum Wohlfühlort (s.S. 107), als auch eine fortgeschrittene Technik zum Safe Place (s.S. 109) vor. Die Arbeit mit dem *Safe Place* werde ich im Buch **„Aufbaukurs Hypnosetherapie"**, noch einmal ausführlicher beschreiben.

Übung: Selbsthypnose und Wohlfühlort
Hinweis: Vor Beginn dieser Übung sollte der Therapeut mit der Technik Fraktionierung (s.S. 64) vertraut sein.

Zu Beginn der Übung beschreibt der Klient dem Therapeuten einen schönen Ort, an den er sich gut erinnern kann und der mit sehr guten und positiven Gefühlen verknüpft ist. Hierzu lässt sich meist ein Urlaubsort nutzen. Es sind aber auch andere Orte, wie das eigene Sofa oder der Sportplatz möglich. Entscheidend hierbei ist, dass die Assoziation **intensiv positiv** ist.
Der Klient beschreibt möglichst genau, wie es an diesem Ort aussieht, was man dort hören kann und was man vielleicht fühlen kann (Weite in der Brust, Sand unter den Füßen, Sonne im Nacken, etc.). Der Therapeut macht sich Notizen, um die erhaltenen Informationen später möglichst wortgetreu wiedergeben zu können.
Anschließend wird der Patient gebeten seinen Blick auf einen bestimmten Punkt im Raum zu fixieren und diesen bis zum späteren Lidschluss im Fokus zu behalten. Ich habe zu diesem Zweck eine kleine Jadestatue auf meinem Schreibtisch, aber ein Fleck an der Wand erfullt diesen Zweck genauso gut. Der Therapeut schaut am besten auch auf diesen Punkt und beschreibt dann drei Dinge, die er in diesem Moment gerade **sehen** kann. Diese Dinge sollten sich natürlich mit dem decken, was der Patient auch sehen kann. Um zu starke Dissonanzen zu vermeiden, kann man als Therapeut an dieser Stelle den folgenden Text einbauen: *„Und die Dinge, die ich Ihnen im Folgenden beschreibe, können genau die Dinge sein, die auch Sie in dem Moment wahrnehmen. Manchmal kann es aber auch sein, dass Sie gerade etwas ganz anderes sehen oder hören oder fühlen. Wenn Sie mögen, dann können Sie Ihrem Unbewussten erlauben, meine Worte einfach auszublenden und durch Ihre eigenen Worte zu ersetzen, um so für sich gut mit dem Moment im Einklang sein zu können.“*.
Nachdem der Therapeut drei Dinge beschrieben hat, die er gerade sehen kann, beschreibt er als nächstes drei Dinge, die er gerade **hören** kann, z.B.: *„Und ich höre das leichte Rauschen des Computers. Ich höre wie ein Auto gerade vor der Praxis vorbei fährt und ich höre meinen eigenen Atem, wie ich ruhig ein- und ausatme.“*

Anschließend beschreibt der Therapeut dann drei Dinge, die er gerade **fühlen** kann: *„Ich fühle, wie ich auf diesem Stuhl sitze. Ich fühle die Wärme meiner Hände auf meinen Oberschenkeln* (hier ist es natürlich wichtig, dass der Patient seine Hände auf seinen Oberschenkeln hat) *und ich fühle, wie meine Augenlider langsam schwerer werden."*
Nach einer kurzen Pause startet die nächste Runde dann wieder bei den visuellen Wahrnehmungen, wobei hier aber nur noch zwei Dinge beschrieben werden. Es folgen dann zwei Dinge, die man hört und zwei Dinge, die man fühlt.
In der dritten Runde ist es dann jeweils eine Wahrnehmung aus den Bereichen Sehen, Hören und Fühlen. In dieser dritten Runde sollte der Fokus auf das Ermüden des Auges gelegt werden, da der Patient als nächstes aufgefordert wird seine Augen zu schließen und sich auf die Reise zu seinem Wohlfühlort zu begeben.
Jetzt beginnt der Therapeut, möglichst mit den Worten des Patienten, den Wohlfühlort zu beschreiben. Hierbei gibt es wieder drei Runden, wobei der Therapeut in der ersten Runde damit beginnt jeweils eine Sache zu beschreiben, die er sieht, hört und fühlt: *„Ich sehe vor mir das türkisblaue Meer, ich höre die Blätter der Palmen, die sich im Wind bewegen und ich spüre die Wärme der Sonne auf meinen Schultern."*
In der zweiten Runde werden dann jeweils zwei Wahrnehmungen (Sehen, Hören und Fühlen) beschrieben und in der dritten Runde dann jeweils drei Wahrnehmungen.
Mit dieser Technik wird der Patient also zunächst langsam aus dem Hier und Jetzt heraus genommen (3-2-1 Wahrnehmungen) und nachdem er die Augen geschlossen hat wird er langsam in seinen Wohlfühlort hereingeführt (1-2-3 Wahrnehmungen).
Hier endet der Selbsthypnoseanteil der Übung.
Wenn ich mit meinen Patienten Selbsthypnose übe, führe ich die Patienten an diesem Punkt wieder aus der Trance heraus und wiederhole die Übung dann sofort. Nachdem ich die Übung dann erneut beendet habe, bitte ich den Patienten zu beschreiben, was er jeweils sieht, hört und fühlt. Anschließend bitte ich den Patienten dann ohne zu sprechen auf diese Weise in Trance zu gehen.

Nachdem der Patient jetzt an seinem Wohlfühlort angekommen ist, bittet man ihn zu beschreiben, was er dort sehen kann. Diese Informationen fügt der Therapeut zu seinen bereits vorhandenen Informationen hinzu und nutzt sie für eine weitere Vertiefung der Trance durch Pacing (Fraktionierung, s.S. 64).
Als nächstes fragt Therapeut die weiteren Sinneskanäle (hören und fühlen) ab und nutzt diese Informationen für weiteres Pacing. Dann fragt der Therapeut, wie sich der Patient dort gerade fühlt, was für **Gedanken** er hat und was für **Emotionen** er gerade in sich spürt, um auch diese Informationen zu pacen und für eine weitere Vertiefung zu nutzen.
Zuletzt fragt der Therapeut nach den **Impulsen** des Patienten, z.B. was dieser gerade gerne an seinem Wohlfühlort unternehmen möchte und begleitet ihn für ein paar weitere Minuten an seinem Wohlfühlort.
Wie im unten stehenden Fallbeispiel beschrieben, kann von diesem Punkt aus auch sehr effektiv psychotherapeutisch gearbeitet werden.
Für diese Übung sollte, mit Wechsel der Übungspartner, eine ganze Stunde eingeplant werden.

Fallgeschichte: Leaky Gut Syndrome
Eine 35-Jährige Mutter von Zwillingen (ca. 1 Jahr alt) stellt sich mit einem Leaky Gut Syndrome zur Behandlung vor. Bei dieser Erkrankung ist die Darmschleimhaut gestört, so dass größere Proteine in die Schleimhaut eindringen können und dort Entzündungen hervorrufen. Zum Zeitpunkt des Therapiebeginns nimmt die Patientin nach eigener Angabe nahezu nur noch Reis und Wasser zu sich. Sie wirkt ausgemergelt und hat eine deutlich kranke, graue Hautfarbe. Es fällt bereits im Erstgespräch eine deutliche Überforderungssituation der Patientin auf. Zusätzlich zu ihrer Schwangerschaft, hat sie mit ihrem Mann in der Zeit gemeinsam ein Haus geplant und gebaut. Weiterhin fallen ein übertriebenes Kontrollbedürfnis und ein Hang zum Perfektionismus auf. Auf die Frage nach einem Kraftort oder Wohlfühlort beschreibt die Patientin eine Südseeinsel, die sie vor einigen Jahren im Urlaub besucht hat. Sie kann gut in Trance gehen und erreicht ihre Südseeinsel ohne Probleme.

Dort angekommen, erhält sie von mir das Angebot, sich einmal umzuschauen und sieht in einiger Entfernung eine Hängematte zwischen zwei Palmen, in der eine Frau liegt. Als sie näher herangeht, erkennt sie sich selbst, nur etwas jünger, mit gesunder, gebräunter Haut und in ihrem Lieblingsbikini. Ich biete ihr an, mit ihrem „anderen Ich" Kontakt aufzunehmen. Schnell kommen die beiden Frauen ins Gespräch. Die Patientin sagt in Trance zunächst nicht, worüber sie sprechen, an ihrem Gesichtsausdruck wird allerdings deutlich, dass eine intensive Unterhaltung stattfindet. Schlussendlich lächelt die Patientin und hat einen merklich entspannten Gesichtsausdruck. Nach einigem Nachfragen meinerseits, was für angenehme Erfahrungen sie gerade gemacht habe, beginnt die Patientin zu erzählen. Ihr „jüngeres Ich" habe ihr ordentlich den Kopf gewaschen, weil sie sich so schlimm verändert habe und dass sie dringend mal wieder loslassen müsse. Früher sei sie schließlich auch nicht so eine verkrampfte Ziege gewesen. Die Patientin macht am Ende der Stunde den Eindruck, dass sie sehr viel mit der Erfahrung in Trance anfangen konnte und vereinbart einen neuen Termin nach 14 Tagen. Hier berichtet die Patientin, dass es ihr bereits merklich besser gehe. Es fällt auf, dass die Patientin weniger verkrampft wirkt und auch entspannter mit ihren Kindern umgeht, als noch im Vorgespräch. Aufgrund der Kinder (Babysitter hatte spontan abgesagt) war eine weitere Trance an dem Termin nicht möglich. Die Patientin wollte auch zunächst abwarten, wie es sich bei ihr entwickelt und gab an, sich für weitere Termine zu einem späteren Zeitpunkt melden zu wollen. Schlussendlich hörte ich nur noch einmal von der Patientin, als sie nach drei Monaten anrief, um mir mitzuteilen, dass es ihr wieder so gut gehe, dass sie inzwischen wieder normal essen könne.

4. Nutzung von Ideomotorik

Die Nutzung von *kinästhetischen Phänomenen*, wie der *Ideomotorik*, ist ein sehr interessanter Bereich in der Hypnosetherapie. Hier erlebt der Patient mit seinen bewussten Anteilen die körperlichen Reaktionen seines Unbewussten. Dies ist zunächst etwas befremdlich und anders als alles, was man schon einmal erlebt hat. Diese Andersartigkeit bietet viele therapeutische Möglichkeiten. Wenn Dinge passieren, die „eigentlich nicht passieren dürften", dann kann auch eine Heilung passieren, an die man eigentlich nicht geglaubt hat. Es kann also eine positive Erwartungshaltung geschaffen werden, die für sich alleine bereits zur Gesundung des Patienten führen kann.
Eine Technik, die dieses Phänomen nutzt ist Double Bind - Fail Safe (s.S. 99) von Earnest Rossi. Es gibt allerdings auch noch viele weitere therapeutische Anwendungen von Ideomotorik in der Hypnosetherapie. So kann man *ideomotorische Phänomene*, wie z.B. die Handlevitation (s.S. 112) nutzen, um sowohl für den Patienten, als auch für den Therapeuten eine Ratifikation der Trancetiefe zu erhalten. Es können auch *ideomotorische Fingersignale* genutzt werden, um Antworten vom Unbewussten zu bekommen, indem man beispielsweise fragt: *„Und wenn Ihr Unbewusstes schon eine Idee hat, wie Sie gut mit Ihrem Vorgesetzten umgehen können, dann wird der Zeigefinger Ihrer rechten Hand ein Zeichen geben und sich bewegen. Wenn Ihr Unbewusstes aber noch ein wenig an diesem Problem arbeiten möchte, dann wird der kleine Finger der rechten Hand ein Zeichen geben."*
Die Nutzung von Ideomotorik ist meiner Meinung nach ein fortgeschrittenes Thema in der Hypnosetherapieausbildung und wird bei den meisten Instituten auch erst ab dem vierten Wochenendseminar unterrichtet. Es gibt allerdings auch ein paar Institutsleiter, die sehr intensiv mit Ideomotorik arbeiten und dieses Phänomen bereits in ihren Grundkursen vorstellen. Daher habe auch ich mich entschieden, eine erste Technik zu diesem Thema, nämlich die Handlevitation (s.S. 112), mit in dieses Buch aufzunehmen. Eine intensivere Bearbeitung dieses Themas findet dann im Buch **„Aufbaukurs Hypnosetherapie"** statt.

5. Arbeit mit Ressourcen

Mit der Reise zum Wohlfühlort (s.S. 107) wurde bereits ein Ansatz gezeigt, bei dem mit Ressourcen des Patienten gearbeitet wird. Solche Ressourcen lassen sich für sehr viele therapeutische Interventionen nutzen. So können Ressourcen z.B. auch genutzt werden, um negative Empfindungen unter Kontrolle zu bekommen.
Am stärksten sind solche Ressourcen, wenn sie mit intensiven emotionalen Erlebnissen verknüpft sind. Der Wohlfühlort ist dabei eine gute Möglichkeit. Noch besser ist meiner Meinung nach aber die Arbeit mit hochemotionalen positiven Situationen und ganz besonders schönen Momenten. Beispiele für solche Momente sind das erste Lächeln des eigenen Kindes, der Augenblick, wo man wusste, dass der Traumpartner einen liebt oder die Situation, als man die wichtigste Prüfung im Leben bestanden hatte.
Die Arbeit mit Ressourcen ist ein ganz zentrales Element in der Hypnosetherapie und wird sowohl in der täglichen Arbeit, als auch in der weiteren Vollausbildung zum Hypnosetherapeuten immer wieder eine elementare Rolle spielen.
Wie eine fortgeschrittene Ressourcenarbeit aussehen kann, möchte ich an dieser Stelle, sozusagen als kleine Vorschau für die weitere Ausbildung, in Form eines kompletten Transkriptes, also der Abschrift einer Therapiesitzung, darstellen. Die dazugehörige Technik Ressourcenfokus (s.S. 116), habe ich ebenfalls als Vorgeschmack für die weitere Ausbildung in dieses Buch mit aufgenommen.

Transkript: Ressourcenarbeit (aus dem Buch „Der hypnotherapeutische Werkzeugkasten"):
Hinweis: Diese Behandlung entstand im Rahmen eines Lehrseminars. Die Kollegin bat mich, im Rahmen einer Präsentation der zuvor besprochenen Technik, ihre Fahrstuhlphobie zu behandeln.
Im Vorgespräch habe ich zunächst die auslösende Situation, Fahrstuhl fahren und nicht raus können, mit der Patientin recht genau besprochen. Hierbei habe ich mir zum einen ihre Gefühle beschreiben lassen und zum anderen haben wir auch über den Fahrstuhl an sich gesprochen.

Ich wusste also, wie der Fahrstuhl aussieht, was für Türen er hat, wie die Beleuchtung ist, was passieren würde, wenn er stecken bleiben würde und wo die Notruftaste ist. Nachdem ich zur angstauslösenden Situation genügend Informationen gesammelt hatte, habe ich mit der Patientin nach einer Ressource gesucht, einer Situation, die ausgesprochen angenehm und sehr positiv von ihr erinnert wurde. Diese Situation sollte so emotional sein, dass sie sich heute noch genau erinnern kann, wie es ihr damals ging und sie die Situation immer noch gut in Bildern beschreiben kann. Meistens beschreiben Mütter hier Situationen mit ihren Kindern. Die Patientin erinnerte sich jedoch spontan an eine Situation mit ihrem heutigen Ehemann, als er sie mit Blumen von der Arbeit abgeholt hatte. Ich habe mir dann von ihr auch noch interessante Besonderheiten von ihrem Mann schildern lassen, um die Trance hiermit gut vertiefen zu können.

Im Vorgespräch ist die Reihenfolge bereits sehr wichtig, da ich im Vorgespräch viele Informationen säe, die ich später in der Trance nutzen kann. Ich beginne also das Vorgespräch mit dem Problem und komme dann zur Ressource, da ich dann in der Trance zunächst auf die Ressource fixieren werde.

Die gesprochenen Anteile sind in *Kursiv* dargestellt. T steht für Therapeut, K für Klientin. Die Kommentare sind in Normalschrift dargestellt.

Für die Transkription möchte ich mich ganz herzlich bei Elke Hauser aus Wien bedanken.

T: „Gut. Dann möchte ich Dich gern einmal einladen... in die Zeit zurückzugehen. Wie alt warst Du da? ...“

K: „Jung.“

T: „Damals, als Du jung warst...“

K: „also 33 ungefähr...“

T: „Mhmm... ok.... ahm... einmal in die Zeit zurückzugehen und ... mal zu diesem Tag zurückzugehen, als Du da in der Praxis gearbeitet hast... wenn Du magst, manchmal fällt es einem leichter, wenn man die Augen zumacht...wie es für Dich am besten ist... und ... mal Stück für Stück in der Zeit zurückzugehen... vielleicht hilft es Dir... wenn Du an so ein paar Situationen von damals denkst.

Wie es damals für Dich war, als Du so frisch verliebt warst... dieses Gefühl frisch verliebt zu sein... manche Menschen reden da vom Kribbeln im Bauch.Manche bekommen da auch feuchte Hände... den Menschen gefunden zu haben, der wirklich zu einem passt... der starke Mann, der für einen da ist... vielleicht... auch auf einen aufpasst... dieses wunderbare Gefühl zu wissen, wenn man da jetzt grade noch in der Arbeit ist, dass er da gleich auf einen warten wird... diese Vorfreude zu spüren... gleich wenn man rauskommt... dann ist da jemand... der liebt einen... der ist genauso verliebt wie man selbst ...der hat genauso ein Herzklopfen wie man selbst... so ein angenehmes Gefühl zu wissen, dass da jemand ist, der auf einen wartet... man sieht vielleicht auf die Uhr und weiß... ahh... gleich, noch 5 Minuten... dann geh ich runter... und da wartet er schon... an dieser Ecke ... und zu wissen, dass er auch schon so feuchte Hände hat... so fast ein bisschen niedlich bei dem großen starken Mann..."

Die Induktion geht hier praktisch direkt in die Ressourcenarbeit über. An dieser Stelle findet allerdings eine kleine, aber wichtige Veränderung statt, da ich vom „man" ins „Du" wechsle. Ich gehe also einen Schritt näher an die Situation heran und vertiefe so die Trance.

T: „Und dann ist die Arbeit geschafft ... und... Du ziehst das an, was Du anziehst, wenn Du rausgehst ... und Du gehst aus der Tür und da an der Ecke wartet er... Du siehst in sein Gesicht und Du siehst seine Augen, Du siehst sein Lächeln... und wie er sich freut, Dich zu sehen... Du siehst all das Glück... Du spürst dieses Glücksgefühl... gehst auf ihn zu ... und er nimmt Dich in den Arm... so angenehm... ich möchte, dass Du mir einmal beschreibst was Du da siehst... in dem Moment."

In dem Moment hatte ich schon ziemlich viele Informationen aus dem Vorgespräch genutzt und ich hatte vom Gesichtsausdruck der Patientin her das Gefühl, dass sie gut in die Situation hineingekommen war. Da Gefühle aber auch trügen können, wollte ich mich jetzt zum einen versichern und zum anderen brauchte ich neues Material, um die Ressource weiter zu verstärken. Dabei beginne ich immer von außen nach innen, frage also zunächst nach den Dingen, die sie **sieht**.

K: „Ja... ich sehe so sein Hemd... das ist so ganz wild kariert. Das haben wir irgendwie vorher schon zusammen gekauft... so ein ganz cooles Hemd ... seine braunen Augen, sein Lachen und dass er sich eben auch so freut und das ist so ein Gefühl von nicht wahrhaben können."
T: „Das kann gar nicht wahr sein, so schön ist das... Du siehst seine braunen Augen, sein Lachen, Du siehst das coole karierte Hemd, das er anhat, das ihr zusammen gekauft habt...
K: Das ist auch irgendwie... mhm..."
T: „Du spürst richtig seine Liebe....Du siehst diese schönen braunen Augen, dieses herzliche warme Lachen, das karierte Hemd und spürst schon in Dir so eine Rührung, ein gerührtes Gefühl... magst Du mir das Gefühl ein bisschen beschreiben?..."

Hier nutze ich einfach nur die neuen visuellen Informationen, um einerseits die Trance zu vertiefen und andererseits weiter auf die Ressource zu fokussieren.
Im nächsten Schritt komme ich dann auf ihre **Emotionen** zu sprechen, gehe also praktisch einen Schritt näher ran.

K: „Das ist schwierig... ja ich glaube, das ist so eine Erinnerung daran, dass ich eben wirklich viele Jahre lang nicht fassen hab´ können, dass wir uns getroffen haben. Das denk ich jetzt gar nicht mehr so oft... das ist jetzt schon normal für mich... das ist jetzt wieder aufgekommen... das man so jemand trifft."
T: „Das ist so unglaublich, diesen Mann getroffen zu haben."
K: „Mhm."
T: „Und dann verliebt er sich auch noch in einen. Das ist ja unglaublich, das kann ja fast nicht wahr sein... so schön, dass man den getroffen hat und der verliebt sich in einen... mit den braunen Augen und dem Lachen... dem karierten Hemd... so schön, dass kann eigentlich gar nicht wahr sein... ist ja kaum zu glauben ...genau den richtigen Mann getroffen zu haben, ...dass das so gut passt... und ich möchte, dass Du... jetzt vielleicht einmal so ...in Deinen Körper rein spürst, wo Du es am meisten fühlen kannst, dieses Glücksgefühl... wo Du es am meisten spürst in Deinem Körper..."

Die Probandin konnte das „Unbeschreibliche" sehr gut spürbar machen, ohne dass sie jetzt einzelne Emotionen aufgezählt hätte. Ich habe das einfach genauso wiedergegeben und zusammen mit den visuellen Inhalten von davor noch etwas vertieft.
Im nächsten Schritt frage ich jetzt nach den **Körpergefühlen** und erhoffe mir einen Ort im Körper zu finden, den ich später als Anker nutzen kann.

K: „Eigentlich... der ganze Körper... ist so entspannt."
T: „Der ganze Körper ist entspannt... mhm... ja... dann darfst Du Dir erlauben, vielleicht einmal neugierig zu sein, ob da irgendwo noch was anderes ist als Entspannung, irgendwo noch was, was so ganz besonders ist für diesen Augenblick... wo Du ihn da siehst, mit den braunen Augen und dem Lachen und dem karierten Hemd und gar nicht glauben kannst, dass es wirklich wahr sein kann."
K: „Ja, vielleicht so eine tiefe Freude irgendwo im Herzbereich."
T: „Eine tiefe Freude im Herzbereich."
K: „Mhm."
T: „Eine tiefe Freude im Herzbereich, mhm. So eine tiefe Freude im Herzbereich.. und während Du diese Entspannung und diese tiefe Freude im Herzbereich spürst... wenn Du ihn so vor Dir siehst und Dir denkst, das kann ja gar nicht wahr sein, so schön ist das, so ein schönes Gefühl ... was hättest Du da für Impulse... was würdest Du am liebsten grade machen?..."

Impulse sind sehr gut im hier und jetzt verankert. Das ist ein Grund, warum ich gerne danach Frage. Sie schaffen eine Brücke von der damaligen Erinnerung zum jetzigen Erleben. Tatsächlich kommt mit dieser Frage deutlich mehr Aktivität in die Trance und sie wird noch erlebbarer.

K: „Ja, das, was wir also jetzt aber eh machen... uns umarmen..."
T: „Mhm. Umarmen...ja"
K: „Abbusseln..."
T: „Abbusseln... ja..."

K: „Also... küssen... so auf der Straße... das ist nicht so meins... drum eher abbusseln."
T: „Mhm... so umarmen und abbusseln und während Du ihn so umarmst... das ist so ein ich lass Dich nie wieder los, ja?"
K: „So ein drücken... am ganzen Körper spüren... so wie es halt geht... auf der Straße..."
T: „Ganz fest drücken... ja... ganz fest drücken... umarmen... am ganzen Körper spüren... ja..."
K: „Und das alles, was sich so über den Tag oder die zwei Tage, wo man sich nicht gesehen hat, so angestaut hat... also so dieser Wunsch, dem anderen nah zu sein... das ist halt dann so erfüllt in dem Moment..."
T: „Dieser ganz tiefe Wunsch, dem anderen nah zu sein... das ist dann erfüllt, ja... mhm... ok... gibt es da noch was, wo Du sagen würdest... das wär' noch ganz wichtig für die Situation? Das ist noch etwas, was ganz ganz wichtig ist, was man dazu sagen muss?"

Für den Moment habe ich das Gefühl, dass die Ressource sehr gut greifbar ist. Die Klientin sitzt mir mit einem strahlenden Gesichtsausdruck gegenüber. Nichts desto trotz habe ich mir angewöhnt, am Ende des Ressourcenaufbaus noch einmal eine **offene Frage** zu stellen, um meinen Patienten die Möglichkeit zu geben, mich noch einmal auf Kernpunkte hinzuweisen. Bei ihr kommt jetzt tatsächlich etwas sehr wichtiges, eine Wertschätzung, die sie in dem Moment gespürt hat, die sie vorher so nicht kannte.

K: „Ja. So dieses starke Interesse, das ich da so gespürt hab."
T: „Dieses starke Interesse."
K: „Jedes Wort, was ich da gesagt hab... war... wichtig... und irgendwie toll.... Das ist mir immer so toll vorgekommen... ja... so geliebt... so... mhm... genauso umgekehrt... ich hab auch jedes Wort, das ich nicht verstanden hab... hab ich nachgefragt... weil ich gedacht hab, ich versäum' irgendwas, wenn ich irgendwas nicht versteh... und umgekehrt war's genauso..."
T: „Mhm..."

K: „Und…“
T: „… so wertgeschätzt… auch.“
K: „So wertgeschätzt, genau.“
T: „Und selber auch so wertschätzend…“
K: „Ja… und vielleicht noch eine wichtige Sache… für mich ist… dieses Gefühl… also… es ist diese gleiche Wellenlänge… also…“
T: „Mhm…“
K: „Ich denk etwas… und er sagt das… also… das ist total oft…“
T: „Mhm…“
T: „Das Gefühl, genau auf der gleichen Wellenlänge zu sein mit einem Mann…, genau das gefunden zu haben, was immer gefehlt hat… mhm… wie wenn dann genau der Teil, der einem immer gefehlt hat… endlich da ist… man sich endlich auch vollständig fühlt… ja… mhm… wertgeschätzt… so auf der gleichen Wellenlänge… mhm…
Ok…. Ich möchte, dass Du noch ein bisschen diese Situation genießt… ganz so, wie es für Dich grad richtig ist… (10 Sekunden)… und wenn's für Dich ok ist, darfst Du Dich wieder zurück-orientieren… Stück für Stück zurückkommen hier… nach Wien… zur MEGA… und tiefer Luft holen… die Arme strecken… Hände bewegen… genau, die Augen wieder aufmachen ok… Gut. Schön! Ok! Gut. Ja. Dann haben wir jetzt Deinen Mann kennengelernt, auf die schönste Art und Weise, wie wir ihn kennenlernen konnten… freut mich sehr… auf jeden Fall einen Gruß heute Abend ausrichten von uns allen glaub ich hier… dass wir jetzt endlich wissen, wo der tollste Mann der Welt wohnt…“

Die Trance ist an dieser Stelle zu Ende und die Ressource ist ausgearbeitet. Ich nutze allerdings die Zeit, bevor ich in die belastende Situation gehe noch für ein bisschen **Seeding** und erzähle eine passende Geschichte aus der griechischen Mythologie. Das gehört jetzt nicht zur Kerntechnik, aber ich vermische immer wieder Techniken und Geschichten miteinander, so dass für mich ein Konzept entsteht, welches für den Patienten maßgeschneidert ist.

T: „Das ist schön... ich hab mich grad erinnert an eine Geschichte, die der Vater von meinem besten Freund mal erzählt hat... auf der Hochzeit von ihm... und zwar... der hat die Geschichte von den Kugelmenschen erzählt... schon mal davon gehört?...
Und zwar ist es so, dass die Griechen davon ausgehen, oder früher die alten Griechen davon ausgegangen sind, dass die Menschen ursprünglich mal vier Arme und vier Beine hatten und sich immer kugelnd fortbewegt haben, was ja viel schneller geht... wir wissen ja heute, dass man mit Reifen und Rädern viel schneller ist als mit Füßen... und das war die perfekte Form, die es da damals gab. Aber dann haben die Menschen sich gegen die Götter aufgelehnt... und die Götter haben die Menschen dann dadurch bestraft, dass sie alle Menschen in zwei Teile geteilt haben und diese Teile dann einfach über die Welt verstreuten... und seitdem gibt es Männer und Frauen... und diese Männer und Frauen konnten nie 100%ig wirklich glücklich sein, wenn sie nicht genau ihren Gegenpart, von dem sie irgendwann mal getrennt worden waren, wiedergefunden haben und deshalb sind wir unser Leben lang auf der Suche... nach genau dem richtigen Partner... und für mich hörte sich das grad so an, als ob ihr die komplette Kugel seid. Ok.
Für mich ist Deine Ressource gerade gut spürbar gewesen... für Dich auch, oder?"
K: „Ja."
T: „Wär`s für Dich o.k. jetzt mal zu schauen, wie wir mit dem Lift klar kommen?"
K: „Ja, ich bin für alles zu haben. Das belastet mich wirklich..."
T: „Gut. In Ordnung. Wenn Du heute Abend nach Hause kommst, dann fährst Du in die Tiefgarage rein, oder hast Du irgendwie eine Garage beim Haus?"
K: „Nein, ich fahr mit Öffis, aber ich kann vom Erdgeschoss aus, wo ich ins Haus reinkomme, in den 2. Stock fahren... Im Moment benutze ich halt immer die Treppe, um dem Fahrstuhl zu entgehen."
T: „O.k. Gut. In Ordnung. Also ich meine, Du würdest da ja einen Teil Deines Sportprogramms mitmachen können und Du würdest Dir... ich meine Du sitzt ja auch hier heute schon den ganzen Tag... das heißt, es wär trotzdem o.k. das zu machen? Und Du kannst ja danach vielleicht wieder runter gehen, um danach wieder die Treppen hoch zu gehen..."

K: „Ja, also ich bin jetzt nicht so sportlich. Das ist ja nur ein Zusatzgewinn, den ich aus diesem Problem zieh."
T: „Genau, o.k.. Grad so eine Ressource,... die Du gefunden hast. Also, es wäre o.k., wenn wir uns jetzt mal vorstellen, wie es wäre, wenn Du heute Abend mit den Öffis nach Hause fährst und dann von der Busstation zum Haus gehst, wo Du wohnst. Wie sieht das Haus von außen aus? ... 3-stöckig, 8 Parteien... hattest Du vorhin gesagt?
K: „Ja, so gelb, 3-stöckig... da gibt's noch so einen zweiten Teil, ein zweites Haus, das Haus A, und das Ganze ist in so einem riesigen Gemeinschaftsgarten, viele Bäume... und... sehr schön."
T: „Mhm... ja... wird es dunkel sein heute Abend? Ja, wahrscheinlich schon... so lange, wie ich immer mache..."
K: „Das wird schon dunkel sein... ja..."

Ich habe mir für das zweite Vorgespräch jetzt wieder etwas Zeit genommen, um eine grobe Vorstellung von dem zu bekommen, wo ich mit der Patientin landen werde, wenn wir gedanklich in ihren Fahrstuhl gehen. Mit diesen Informationen kann es jetzt wieder in Trance gehen.

T: „O.k... ja... dann... darfst Du jetzt, wenn Du magst, die Augen wieder schließen... genau... Dich wieder bequem hinsetzen... so, wie Du gut sitzen kannst... und... darfst dann einfach mal heute Abend hier aus dem Kursraum rausgehen, so zu einer ganz bestimmten Zeit... und... gehst dann von hier aus zur Haltestelle wo Du losfährst... und es kann sein, dass das ein Bus ist oder eine Tram oder eine U-Bahn,... die Dich Stück für Stück nach Hause bringt... vielleicht musst Du umsteigen... vielleicht gibt es eine direkte Verbindung... genauso, wie Du Deinen Weg machen möchtest... genauso, wie Du Dir Deinen Weg geplant hast... Wenn Du magst, darfst Du... auch den Weg nutzen, um... Stück für Stück, tiefer und tiefer in Trance zu gehen, während die Haltestellen an Deinen inneren Augen vorbeiziehen,... ganz langsam... tiefer und tiefer zu gehen... bis Du diese Bilder vor Dir siehst,... das gelbe Haus vor Dir siehst... Du langsam auf den Eingang zugehst... und der Gedanke in Dir kommt... Mist, jetzt muss ich Fahrstuhl fahren.

Und du denkst dir,... au, warum hab ich mich in dem Kurs bloß für die Übung gemeldet und es ist ja nicht angenehm... jetzt zu dem Fahrstuhl hingehen zu müssen. ... Und irgendwo ganz tief... tief in Dir weißt Du,... dass der Christian Dich morgen fragen wird, ob Du Fahrstuhl gefahren bist... und ganz tief in Dir weißt Du,... dass Du da nicht nein sagen möchtest..."

Nachdem ich die Tranceinduktion mit dem Weg verknüpft hatte, geht es jetzt auf die angstauslösende Situation zu. Hier war es für mich wichtig, ein paar Suggestionen zu platzieren. Ich versuche fast immer, das Wort „müssen" zu umgehen und durch „**dürfen**" zu ersetzen. Fast alles in meinen Behandlungen sind **Einladungen**. An dieser Stelle bin ich mir aber darüber bewusst, dass die Patientin normalerweise meine Einladung zum Fahrstuhl fahren nicht annehmen würde, sondern zu ihrem Sportprogramm, also dem Treppensteigen, ausweichen würde. Diese Möglichkeit nehme ich ihr jetzt durch einen **Double Bind**. Ich verknüpfe die Situation, der sie ausweichen möchte mit einer anderen, schambesetzten Situation, der sie sich ebenfalls nicht stellen möchte, nämlich, mir am kommenden Tag vor allen Kollegen erzählen zu müssen, dass sie es nicht einmal probiert hat.

T: „Und Du schließt die Tür auf, die Haustür und... Du merkst vielleicht schon so ein unangenehmes Gefühl... vielleicht so ein Engegefühl..., weil Du merkst... das ist grad gar nicht gut... Du spielst vielleicht mit dem Gedanken, ich könnte vielleicht doch noch hoch laufen... ich muss ja gar nicht Fahrstuhl fahren.... Ist ja gar nicht nötig, Fahrstuhl zu fahren, aber irgendwas in Dir sagt Dir:" Ich mach das jetzt!"... Ich werde jetzt Fahrstuhl fahren!..."

Und noch einmal nehme ich die Ambivalenz der Patientin vorweg und platziere zunächst zwei indirekte Suggestionen *„Ich muss ja (gar nicht) Fahrstuhl fahren."* und *„Ist ja (gar nicht) nötig, Fahrstuhl zu fahren."* Diese verankere ich dann mit einer direkten Suggestion, indem ich mit viel Nachdruck in der Ich-Form sage: *„Ich werde jetzt Fahrstuhl fahren!"* (Basta!!!).

T: „Und Du gehst auf diesen Fahrstuhl zu und Du drückst den Knopf und diese schweren Schiebetüren, diese dicken Türen,... die so unangenehm sind, weil man nicht raus kommt, wenn man erst mal drin ist... diese dicken Türen gehen auf... und Du schaust in diesen Fahrstuhl rein... dieser Fahrstuhl mit diesem orange-braunen Marmor... ein Strahlen da von oben... mit dem Stahl... und mit dem Spiegel da an der rechten Seite... der Gegensprechanlage. Und Du überlegst Dir: Soll ich da jetzt wirklich reingehen?... Weil, wenn ich da rein geh, komm ich vielleicht gar nicht mehr raus... wenn ich da jetzt rein gehe und die Tür erst mal zu ist,... dann komme ich da gar nicht mehr raus... aber Du hast es Dir vorgenommen... Du wirst jetzt Fahrstuhl fahren... und Du gehst in diesen Fahrstuhl rein ...und die Tür geht zu... diese dicke Stahltür schiebt sich von beiden Seiten zu... und Du musst erst mal schlucken und Du stehst in diesem Fahrstuhl und... siehst dieses silberne Schild und dieses kleine Kästchen, wo man früher mal den Herrn Jibber hätte rufen können... aber den gibt's nicht mehr.. und Du weißt ganz genau, wenn die Tür jetzt nicht aufgeht, dann kann das Stunden dauern und ich möchte, dass Du mir einmal beschreibst, wie es Dir in diesem Fahrstuhl jetzt gerade geht..."

Es wirkt ein wenig heftig, die Patientin so sehr mit ihrer **Phobie zu konfrontieren**, so sehr auf die negativen Emotionen zu fokussieren, aber ich möchte die Patientin ja auf den Ernstfall vorbereiten und da wird ihr Herzklopfen und ihre Angst auch kein Erbarmen mit ihr haben. Ich muss also so viel Druck wie möglich in dieser Situation aufbauen und schauen, dass die Ressource, die wir vorher fixiert haben, ausreicht, um die negativen Emotionen zu verdrängen. Bei Patienten mit sehr starken Phobien, sollte man hier mehrere Behandlungsstunden einplanen und mit Angsthierarchien arbeiten. Dann kann man sich natürlich langsamer und behutsamer an die Angst herantasten. Hier hatten wir allerdings nur diese eine Sitzung.

K: „Ja, nicht gut, weil mir fällt jetzt auch wieder ein, dass Bekannte zu Silvester im Fahrstuhl zwei Stunden stecken geblieben sind und wenn ich jetzt diese Notruftaste drücke, dann wissen die gar nicht, wie es mir geht... ich kann gar nicht sagen, das ist ein Notfall... die wissen nicht... mir geht's richtig schlecht... da muss man schnell fahren ... Ich glaub, die werden das nicht so ernst nehmen... es kann ja nichts passieren."
T: „Es kann ja nichts passieren... mhm... die werden das nicht ernst nehmen... und dann kann man da echt mal für ein paar Stunden sitzen... mhm..."
K: „Genau... und dann sitz ich da..."
T: „Und dann sitzt Du da... wie fühlt sich das denn an, wenn man da... mitten drin ist, in diesem Fahrstuhl und man weiß, wenn der jetzt stecken bleibt..."
K: „Ja, ich hab noch ein bissl Hoffnung, dass er das nicht tut... aber es hilft mir nichts,... weil jedes Mal, wenn ich einsteige... kommt es so..."
T: „Das kann immer mal passieren... ja... der kann jederzeit stecken bleiben... und... vielleicht ist grad heute der Tag, wo er stecken bleibt... Wie fühlt sich das denn an?..."
K: „Ja... sehr beklemmend..."
T: „Sehr beklemmend... mhm..."
K: „Dass mir die Luft so ein bissl weg bleibt..."
T: „Da bleibt Dir die Luft weg... ja... da bleibt Dir die Luft ein bisschen weg... so beklemmend..."
K: „Mir ist ein bisschen schwindlig..."
T: „So beklemmend... schwindlig... ja... so beklemmend schwindlig... da bleibt einem die Luft weg... man kann schwer schlucken... ja... so beklemmend schwindlig."
K: „Und ich hab keine Kontrolle... ich hab keine Freiheit... keine Kontrolle über das ... das bestimmt jetzt die Technik... und irgendein Mann... also, ich seh´ schon wieder einen Mann... irgendein Techniker, der sagt „Ist ja wurscht... ich geh noch zum Würstelstand... es kann eh nix passieren"..."
T: „Es ist so ein ausgeliefert sein..."
K: „Mhm..."

T: „Ja... Du fühlst Dich ausgeliefert..."
K: „Nicht Herr meiner... oder Frau meiner Lage..."
T: „Mhm... hast keine Kontrolle mehr... fühlst Dich ausgeliefert.... Magst Du mal schauen, wo Du dieses Gefühl, ausgeliefert zu sein,... am meisten in Deinem Körper spüren kannst... wo ist es am engsten?..."
K: „Ja, also, im Brustkorb..."
T: „Im Brustkorb... ja..."
K: „Und dann so im Sonnengeflecht... oder Magen... in dem Bereich... hab ich einen Knödel..."
T: So einen Knödel im Magen... ja... mhm... im Sonnengeflecht ... so eine Enge im Brustkorb... so ein ausgeliefert sein... keine Kontrolle haben... mhm... und... und wenn Du so in dieser Situation bist,... wo Du keine Kontrolle hast, ausgeliefert bist... und diese Enge jetzt grad so spürst... was würdest Du am liebsten grade machen.. was hättest Du jetzt für einen Impuls?..."

Genau wie zuvor beim Ressourcenaufbau, gehe ich auch beim Fokus auf die Angst systematisch **von außen**, wobei ich die visuelle Beschreibung des Aufzuges hier selber übernommen habe, **nach innen**, wo ich die Patientin zunächst ihre Gefühle, dann ihre Körperwahrnehmungen und letztlich ihre Impulse spüren und schildern lasse, um diese jeweils zu verstärken (Pacing).

K: „Also, ich möchte gegen die Wände schlagen..."
T: „Gegen die Wände schlagen... ja..."
K: „Schreien... und gleichzeitig habe ich aber dieses Gefühl, dass ich das nicht machen darf, weil... ich mich dann immer mehr reinsteigere... also ich muss mich beruhigen... ich muss jetzt gut atmen... und... umschalten von Sympathikus auf Parasympathikus..."
T: Mhm... aber das ist gar nicht das, was Du willst... Du willst eigentlich gegen diese Wände schlagen,... schreien... so ganz tief... Dein Unbewusstes sagt Dir: „Hey, schlag' gegen die Wände... und schrei"... und Dein Kopf sagt Dir: „Nee, das kannst Du nicht machen... Du musst jetzt Deinen Parasympathikus aktivieren"... aber wie geht das?..."

K: „Ja, das steuere ich dann vom Kopf her..."
T: „Ja... o.k... ich möchte Dir einmal was anderes vorschlagen... ich möchte Dir einmal vorschlagen,... dass Du einfach mal die Taste 2 drückst... und dabei tief durchatmest... magst Du das mal machen...?"
K: „Mhm... so richtig drücken?"
T: „Richtig drücken... ja... und tief durchatmen... und während Du einatmest... siehst Du Deinen Mann da... an dieser Ecke und bist so frisch verliebt... wie er Dich von der Praxis abholt... und Du hast die ganze Zeit schon drauf gewartet, dass Du endlich die 2 drücken kannst... weil... der wartet schon so lang... mit seinen braunen Augen... und dem karierten Hemd... und er lacht Dich an... Du kannst kaum glauben, dass er da ist... Du hast doch nur die 2 gedrückt und einmal tief durchgeatmet... da steht er und lacht Dich an, mit seinen braunen Augen... und dem karierten Hemd... und Du spürst diese tiefe Freude im Herzbereich... diese angenehme, tiefe Freude im Herzbereich... und er umarmt Dich... ja und ihr busselt euch ab... und er drückt Dich ganz fest... und Du drückst ihn ganz fest... und Du weißt, dass er der richtigste Mann der Welt ist. Und Du weißt, dass dies all das ist, was Dir früher mal gefehlt hat... und Du spürst diese tiefe Freude... diese tiefe Freude in Deinem Herzbereich... und Du spürst ihn am ganzen Körper, wie er Dich in den Arm nimmt, wie er Dich ganz fest in den Arm nimmt... und es ist so toll, geliebt zu werden... und diese Wertschätzung... den Mann gefunden zu haben, der genau auf Deiner Wellenlänge ist... dass er die Frau gefunden hat, die genau auf seiner Wellenlänge ist... und Du spürst dieses angenehme Gefühl... und da gehen die Türen auf... oben im 2. Stock... die Türen gehen auf... und Du fühlst Dich so gut... und Du kannst es gar nicht glauben, dass Du Dich so gut fühlst... so voller Freude... wo Du an Deinen Mann denkst... mit den braunen Augen... dem Lachen... wie er Dich da abholt... mit diesem wunderbar entspannten Gefühl... und dieser tiefen Freude im Herzbereich..."

Hier passiert jetzt ganz viel auf einmal. Nachdem die Patientin sehr tief in ihrer Angst drin ist und beginnt, nach Lösungsmöglichkeiten (Sympathikus - Parasympathikus) zu ringen, wie eine Ertrinkende nach Luft, erlöse ich sie, oder besser gesagt, ich gebe ihr die Möglichkeit, sich aktiv selber zu erlösen, indem sie die Taste zu ihrem Stockwerk drückt.

In dem Moment, wo sie aktiv die Taste drückt, bringe ich ihre wundervolle Ressource ins Spiel. Erst langsam mit den visuellen Reizen, dann immer schneller mit ihren Gefühlen. Dann habe ich das Gefühl der tiefen Freude im Herzbereich, was sich natürlich sehr gut nutzen lässt gegen die Beklemmung in der Brust. Zu guter Letzt kommen noch die Impulse. Die gegenseitige Wertschätzung mit ihrem Mann stellt dann den Höhepunkt dieses Ressourcen-Feuerwerkes dar. Während die Patientin gerade beginnt, dieses Feuerwerk zu genießen, ist sie auf einmal im zweiten Stock angekommen und die Türen gehen auf. Wir haben jetzt also die Ressource mit der Phobie verknüpft, so dass die Patientin eigentlich noch ein wenig Fahrstuhl fahren will, da ihr Feuerwerk ja noch im Gange ist. Außerdem haben wir einen expliziten Ankerpunkt für die Ressource gefunden, den die Patientin in der Situation immer selber aktivieren kann, den Fahrstuhlknopf.
Um das Ganze aber noch ein wenig fortzuführen und die Patientin auch das „Fahrstuhl runter fahren" trainieren zu lassen, habe ich die Situation noch etwas fortgeführt.

T: „Und vielleicht fragst Du Dich, ob das auch geht, wenn man die Null drückt und tief durchatmet... Wenn Du magst, kannst Du das ausprobieren... wenn Du magst, kannst Du aber auch einfach aus dem Fahrstuhl rausgehen und sagen... „Ah... für heute reicht das... So viel muss der mich gar nicht in den Arm nehmen und abbusseln" oder Du sagst Dir: „Mit der Null geht das bestimmt auch"... und Du denkst Dir: „Ach, wenn die Tür jetzt wieder zu geht... ist es mir egal"... und voller Freude drückst Du die Null und atmest tief durch... und da, an dieser Ecke,... da steht er und wartet schon auf Dich... und Du kommst aus der Praxis raus und machst die Tür auf... und da siehst Du ihn... mit den braunen Augen und dem Lächeln... und Du spürst diese tiefe Freude in Deinem Herzbereich... und Du kannst es kaum glauben, diesen Mann gefunden zu haben... der so gut zu Dir passt... der Dich so wertschätzt... Dich mit jeder Faser seines Körper liebt... und Du ihn mit jeder Faser Deines Körper liebst... und zu spüren, wie er Dich umarmt... einfach von ihm gehalten zu werden... von diesem starken Mann... zu fühlen, wie er aufgeregt ist, wie seine Hände ganz feucht sind... Dich sehen zu dürfen... Dich lieben zu dürfen.

Und Du möchtest ihn in den Arm nehmen... so ganz fest drücken... so ein angenehmes Gefühl... so ein wunderschönes Gefühl... und schon wieder gehen die Türen vom Fahrstuhl auf... und Du denkst... „hey,... ich hab doch grade dieses schöne Gefühl... warum bin ich schon wieder angekommen?“ ... und Du sagst Dir: „Nee“... Du schaust... und sagst Dir: „2. Stock“... und Du darfst noch einmal die Taste zum 2. Stock drücken... und tief durchatmen... und in dem Moment siehst Du ihn wieder an der Ecke stehen, wie er auf Dich wartet... das Lachen und die braunen Augen... dieses karierte Hemd... das ihr beide zusammen ausgesucht habt... und da hast Du wieder dieses angenehme Gefühl in Deiner Brust... in Deinem Herzbereich... dieses entspannte,... wohlig warme, angenehme Gefühl... diese tiefe Freude... man kann's gar nicht glauben... so frisch verliebt... so perfekt... genau den Mann gefunden zu haben... und Du möchtest ihn in den Arm nehmen und spüren... und fühlen. Dich wieder ganz fühlen... und da geht die Tür schon wieder auf, schiebt sich einfach auseinander und Du denkst: „Ja, jetzt geh ich raus, geh zu meinem Mann und nehme ihn in den Arm“... und die Tür vom Aufzug fällt hinter Dir zu und Du denkst Dir: „Genug für heute“...“

Damit endet dann die **Ressourcenüberflutung**
Es folgen noch ein paar kleine **posthypnotische Suggestionen**, die wahrscheinlich jeder Beziehung gut tun würden.

T: „Und Du gehst zu Deiner Wohnung und drehst den Schlüssel um... Du kommst zu Deinem Mann und Du nimmst ihn in den Arm und alles ist so wunderschön... und genauso, wie Du es Dir gerade vorgestellt hast... außer, dass er vielleicht ganz überrascht ist... warum Du ihn grade so fest in den Arm nimmst... aber das wirst Du ihm dann erzählen können... mit diesem Gefühl, Arm in Arm mit Deinem Mann,... wie Dir vielleicht sogar bei dem Gedanken daran, wie es damals war und immer noch ist... die Freudentränen kommen ... mit diesem wunderschönen Gefühl... da darfst Du Dich langsam wieder zurück orientieren... wieder tief Luft holen... und wieder ganz zurück kommen... Dich mal strecken... genau... die Augen aufmachen... ja...“
K: „Super, danke schön...“

Techniken

Es wurden in diesem Buch bereits viele Fragen rund um die Hypnosetherapie beantwortet.
Dieses Kapitel soll sich jetzt mit der technischen Seite der Hypnosetherapie beschäftigen. Mit welchen Ideen und was für Ansätzen können wir zum einen Trancephänomene auslösen und zum anderen die gewünschten therapeutischen Effekte erreichen.
Da mich persönlich die verschiedenen Techniken der Hypnosetherapie schon sehr lange faszinieren, habe ich diesem Thema in diesem Buch etwas mehr Raum gelassen, als es andere Autoren von Grundlehrbüchern tun. Es wird in einem Grundkurs auch kaum möglich sein, all die im folgenden beschriebenen Techniken zu erlernen, da dies zu viel Zeit benötigen würde. Da dieses Buch allerdings ein Manual für die Grundkurse verschiedener Dozenten sein soll, habe ich alle Techniken mit aufgenommen, von denen ich annehme, dass sie in Grundkursen unterrichtet werden könnten.

Folgende Techniken sollen in diesem Buch vorgestellt werden:

1. Blickfixation
2. Bodyscan
3. Double Bind -Fail Safe
4. Induktion von Entspannung
5. Selbsthypnose
6. Reise zum Wohlfühlort
7. „Safe Place“ - Der sichere Ort
8. Handlevitation
9.Ressourcenfokus

1. Blickfixation

Die *Blickfixation* und die damit verbundene Ermüdung der Augenmuskulatur stellt vermutlich die bekannteste Induktionsmethode dar und wird seit Hunderten von Jahren benutzt, um Menschen in Trance zu versetzen. Eine erste dokumentierte Erwähnung findet die Blickfixation im sogenannten Papyrus Ebers (ca. 1550 v. Chr.). Ich möchte an dieser Stelle auch auf Peter Keil verweisen, der in seinem Buch „Ärztliche Hypnoseverfahren und Induktionstechniken" einen sehr guten, vertiefenden Einblick in diese Technik gibt.

Ziel:

Eine Blickfixation kann auf einen Gegenstand in der Hand des Therapeuten (z.B. ein Pendel, ein Kugelschreiber oder eine Taschenlampe), auf einen Punkt im Raum oder auch auf einen Punkt hinter der eigenen Stirn gerichtet sein. Durch die Fixation wird ein physiologischer Prozess ausgelöst, welcher zunächst zum verschwommenen Sehen, dann zum Sehen von Farbsäumen und letzten Endes zur zunehmenden Ermüdung der Augenmuskulatur und damit verbunden, zum Lidschluss führt. Diese Prozesse können gut utilisiert werden, um den Patienten auf diesem Weg in Trance zu bringen.

Ablauf:

Zunächst wird der Patient gebeten, einen bestimmten Punkt zu fokussieren. Hierbei ist es wichtig, dass er die gesamte Induktion über, bis zum Lidschluss, den Punkt im Fokus behält und nicht mit seinen Augen abschweift oder seine Konvergenz auflöst. Sie bitten den Patienten z.B., sich einen Punkt auf dem Fußboden zu suchen und die Augen genau auf diesem Punkt ruhen zu lassen. Bereits nach kurzer Zeit kommt es zu physiologischen Phänomenen, wie Veränderungen des Farb- und Formensehens. Dies kann der Therapeut sogar ohne Rückversicherung beim Patienten pacen: *„Und Sie werden irgendwann merken, wie sich etwas verändert,... wie die Wahrnehmung irgendwie anders wird und Sie das Gefühl haben, als ob die Farben und die Formen sich verändern. Vielleicht entstehen plötzlich Ränder an den Formen, die grün oder rot sein können oder die vielleicht auch ganz andere Farben haben...".*

Kurze Zeit, nachdem die Wahrnehmungsveränderungen beginnen, kommt es zusätzlich zu Veränderungen an den Augen. Das menschliche Auge ist es gewohnt, den Blick ständig zu verändern und sich alle 4-6 Sekunden mit dem Lidschlag zu befeuchten. Wenn es auf einen Punkt starrt, ermüdet das Auge sehr schnell und es kommt zu deutlich weniger Lidschlägen, da man den Fixpunkt nicht aus den Augen lassen will. Dies führt zu Ermüdungserscheinungen an den Augen, die der Therapeut verbal unterstützen kann: *„Und Sie beginnen zu spüren, dass sich an den Augen etwas ändert, dass die Augen müder und müder werden. Die Lider werden schwerer und schwerer und es wird schwerer und schwerer, die Augen offen zu halten,... müder und müder,... schwerer und schwerer. Bis irgendwann die Oberlider so schwer werden, dass sie ganz von alleine tiefer und tiefer gehen, wie ein Rollladen, der am Abend herunter gelassen wird. Nach einem anstrengenden Tag einfach den Rollladen herunter lassen, die Lider sinken lassen,... tiefer und tiefer, schwerer und schwerer. Und irgendwann dürfen sich die Oberlider dann ganz bequem auf die Unterlider legen und die Unterlider dürfen sich ganz bequem an die Oberlider hängen, so dass so etwas wie eine Verbindung entsteht, eine ganz angenehme Verbindung zwischen den Lidern, die sich so richtig angenehm anfühlt."*
Wenn der Patient an dieser Stelle die Augen immer noch krampfhaft offen hält, dann darf man ihm einfach erlauben, die Augen zu schließen. Einige Patienten nehmen die Anordnung "Immer auf den Punkt zu fokussieren" so ernst, dass sie, trotz aller Suggestionen und trotz tränender und schmerzender Augen, an dieser Anweisung festhalten. Diese "Hochsuggestiven" müssen wir natürlich erlösen, indem wir sie ganz direkt auffordern, dass sie jetzt die Augen schließen dürfen.
An dieser Stelle folgt dann der Schwenk von außen nach innen.

2. Bodyscan

Der *Bodyscan* ist eine einfache Tranceinduktion, bei der der Fokus des Patienten nach innen auf die Körperwahrnehmungen gerichtet wird.

Ziel:
Das Ziel des Bodyscans ist, eine leichte Trance herbeizuführen, die dann als Ausgangspunkt für die weitere hypnotherapeutische Arbeit genutzt werden kann.

Ablauf:
Der Patient setzt sich bequem und möglichst symmetrisch hin. Eine symmetrische Körperhaltung ist bei allen Trancen, die im Sitzen durchgeführt werden, anzustreben. Dies hat verschiedene Gründe: Zum einen ist eine symmetrische Körperhaltung, mit beiden Füßen nebeneinander auf dem Fußboden, langfristig deutlich bequemer, als wenn der Patient mit überschlagenen Beinen sitzen würde. Zum anderen ist auf diese Weise auch eine gute Blutzufuhr für alle Körperteile gewährleistet.
Sobald der Patient eine gute Sitzposition gefunden hat, wird er gebeten, die Augen zu schließen und zu spüren, wie sich der Boden unter seinen Sohlen anfühlt. Er soll ganz und gar in seine Füße hineinspüren und fühlen, was er da gerade wahrnehmen kann.
Als nächstes wird der Patient gebeten, einmal zu fühlen, wie sich die Fußgelenke anfühlen und ob er spüren kann, in welcher Stellung sich die Gelenke gerade befinden. Dann kommen die Unterschenkel dran, dann die Knie und schließlich die Oberschenkel. Meistens liegen die Hände des Patienten auf den Oberschenkeln, so dass man hier fragen kann, wie es sich anfühlt die Hände auf den Oberschenkeln zu spüren. Ob man da die Wärme der Hände spüren kann, oder den Druck oder vielleicht sogar ein wenig Feuchtigkeit vom leichten Schwitzen?
Als nächstes geht man dann zum Gesäß über und fragt, wie es sich anfühlt, ganz angenehm und stabil auf dem Stuhl (oder im Sessel) zu sitzen und ob man fühlen kann, wie sich diese Stabilität im Rücken ganz bis zur Halswirbelsäule fortsetzen kann.
Auf der Körpervorderseite geht es dann am Bauch weiter. Wie fühlt sich der Bauch gerade an? Was für ein Bauchgefühl hat der Patient im

Moment gerade? Im nächsten Schritt wird dann die Brust abgefragt und wie es sich anfühlt, wenn sich die Brust beim atmen hebt und senkt.
Über den Hals geht es weiter bis zum Kopf. Wie sitzt der Kopf gerade auf dem Hals? Wie fühlt sich die Kopfhaut an, wie die Stirn, der Nasenrücken, die Lippen, etc...? Kann man an der Oberlippe spüren, wie der Atem durch die Nase ausgeatmet wird?
Danach darf der Patient dann mit seinen Gefühlen zu den Schultern wandern. Fühlen die sich gerade schwer an, oder eher leicht? Sind sie angespannt oder entspannt? Von den Schultern geht es dann über die Oberarme, die Ellbogen, die Unterarme und die Handgelenke zu den Händen. Hier kann darauf fokussiert werden, wie es sich anfühlt, die Hände auf den Oberschenkeln liegen zu haben und was die Finger da alles fühlen können.
An dieser Stelle kann man zur Trancevertiefung eine kleine Verwirrung einstreuen, indem man beginnt, zwischen den Empfindungen der Finger und der Oberschenkel hin und her zu springen: *„Und während Sie gerade fühlen können, wie sich die Oberschenkel unter Ihren Fingerkuppen anfühlen, möchte ich Sie bitten, jetzt einmal zu spüren, was die Oberschenkel fühlen können, wenn die Fingerkuppen auf ihnen liegen... vielleicht einmal die rechte Hand spüren... und den linken Oberschenkel... oder den rechten Oberschenkel... und die linke Hand... oder genau umgekehrt...“*. Spätestens beim *„genau umgekehrt“*, schaltet das bewusste Denken einen Gang zurück und die Trance wird etwas tiefer.
Am Ende des Bodyscans sollte der Patient eine leichte Trancetiefe erreicht haben, in der man dann mit der eigentlichen Trancearbeit beginnen kann.

3. Double Bind - Fail Safe

Diese Technik habe ich am ersten Abend meiner Hypnosetherapieausbildung bei Ortwin Meiss gelernt. Meine Begeisterung darüber, das erste Mal in meinem Leben *Ideomotorik* zu spüren und einen tiefen Glauben in mein Unbewusstes zu entwickeln, hat letzten Endes überhaupt dazu geführt, dass ich Hypnosetherapeut geworden bin. Ohne diese Technik würde es dieses Buch also vermutlich überhaupt nicht geben. Ursprünglich stammt diese Technik von Earnest Rossi.

Für viele Therapeuten sind die Handlevitationen die schwierigsten Techniken innerhalb der Hypnosetherapie und nirgendwo wird der Erfolg (oder Misserfolg) so deutlich wie hier. Daher wenden teilweise sogar sehr erfahrene Kollegen diese Techniken selten an, denn ein Misserfolg kann natürlich den weiteren Therapieerfolg belasten.

Es gibt allerdings einige Übungen, die relativ sicher funktionieren und wenn sie ein „negatives" Ergebnis hervorbringen sollten, können sie den Therapeuten veranlassen, darüber nachzudenken, warum das Unbewusste (noch) nicht mit dem Patienten zusammenarbeiten will (Krankheitsgewinne?).

Ziele:

Aufgrund der ausgelösten Trancephänomene, lässt sich diese Technik sehr gut zum Einstieg in die Therapie nutzen. Die Ziele, die man hiermit erreichen kann sind:

1. Überraschen: Der Patient erwartet nicht, dass sein eigener Körper (sein Unbewusstes) Dinge tut, die er nicht steuert.

2. Überzeugen: Der Patient erfährt am eigenen Körper, dass sein Unbewusstes in ihm arbeitet. Diese Erkenntnis können wir als Ressource nutzen, mit dem Ergebnis, dass der Patient an die Therapie glaubt.

3. Therapeutische Beziehung herstellen: Der Patient hat innerhalb dieser Übung sehr „merkwürdige", geradezu magische Momente, die er im Anschluss mit nach Hause nimmt. Der Therapeut ist der „Zauberer", der diese Momente ermöglicht hat.

Ablauf:

Der Patient wird gebeten, eine bequeme Position auf seinem Stuhl einzunehmen und sich einen unsichtbaren Ball vorzustellen, den er 40-50cm vor seiner Brust zwischen beiden Händen hält. Hierbei soll sich der Patient voll auf die Mitte des Balles fokussieren und während der ganzen Übung nur auf diese Mitte des Balles schauen (s. Abb. 2).

Jetzt beginnt der Therapeut damit, dem Unbewussten des Patienten zu suggerieren, dass der Ball langsam an Luft verliert und somit immer kleiner wird und die Hände daraufhin immer mehr zusammengehen. Achtung: Hier nicht die Nerven verlieren. Das kann manchmal 15 Minuten dauern, bis die Hände anfangen sich aufeinander zuzubewegen; immer weiter suggerieren!

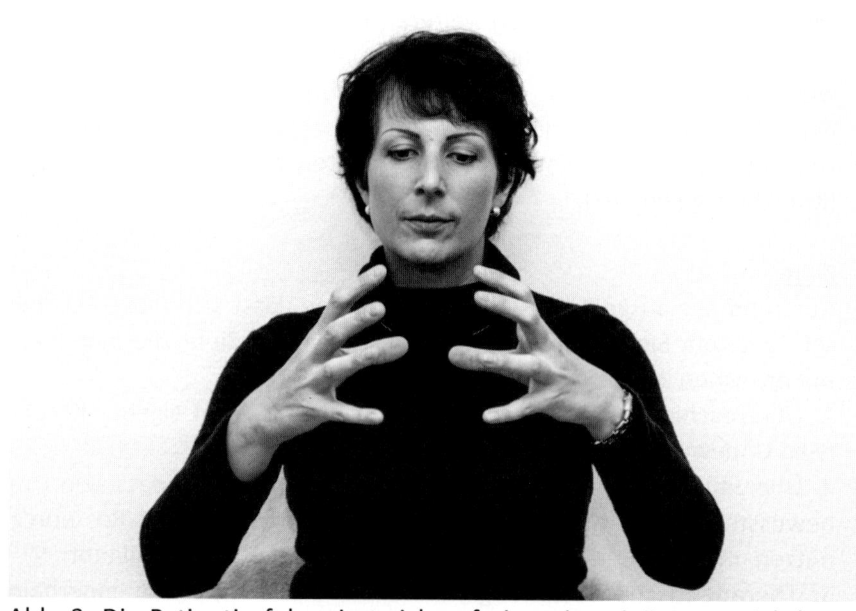

Abb. 2: Die Patientin fokussiert sich auf einen imaginären, unsichtbaren Ball.

Sobald die Hände anfangen, sich ganz langsam und ruckartig zu bewegen, kann man beginnen, den Ball mit einem Problem des Patienten zu verknüpfen. Je mehr die Hände die Luft aus dem Ball drücken, desto mehr arbeitet das Unbewusste an dem Problem und seiner Lösung und desto kleiner wird das Problem (der Ball).
Sollte es im Patienten Konflikte geben, die es nicht erlauben, das Problem komplett zu lösen (z.B. sekundäre Krankheitsgewinne), dann werden die Hände irgendwann nicht mehr weiter zusammengehen. Hier kann der Therapeut dann einen Schritt weiter gehen und der einen Hand erlauben, die Anteile des Problems, welche der Patient noch benötigt, in die eine Hand zu nehmen und zu behalten und der anderen Hand zu erlauben, das, was der Patient nicht mehr braucht, einfach abzulegen. Jetzt geht die eine Hand meistens zum Gesicht oder zum Herzen und die andere Hand sinkt ab.
Zum Beenden der Übung wird der Patienten aufgefordert, die Hände einfach auf den Oberschenkeln abzulegen, sobald er den Punkt erreicht hat, der für ihn richtig ist.

4. Induktion von Entspannung

Der Beginn dieser Induktion stammt ursprünglich aus der Progressiven Muskelrelaxation nach Jacobson und wird hier genutzt, um die folgende Entspannung für den Patienten fühlbar und für den Therapeuten vorhersagbar zu machen.

Ziele:

1. Entspannung: Der Patient lernt, sich auf verschiedene Körperteile zu konzentrieren und diese aktiv durch seine eigenen Gedanken zu entspannen.

2. Schmerzlinderung: Über die durch den gesamten Körper geleitete Entspannung ist es für den Therapeuten möglich, sich an den Schmerzpunkt des Patienten heranzuarbeiten und durch den Verlust der Anspannung auch eine Schmerzreduktion zu erreichen.

3. Training der Hypnose-Skills: Innerhalb dieser Sitzung kann sich der Patient ganz auf sich konzentrieren und auf das, was er fühlt. Gerade die Gefühlsebene, der Blick nach innen, erleichtert es ungemein, eine tiefere Trance zu erreichen. Der Patient muss hier nur sehr wenig kognitive Arbeit in Hypnose leisten und auch nur sehr wenig kommunizieren.

Ablauf:

Der Patient darf sich ganz locker hinsetzen oder hinlegen. Es folgt die Aufforderung, die Hände ganz fest zu Fäusten zu ballen und nach drei Sekunden wieder zu entspannen. Anschließend wird der Patient gebeten, die Augen zu schließen und die Fäuste erneut maximal zu ballen und nach 5 Sekunden (am besten langsam runterzählen und den Patienten animieren, zum Schluss noch einmal so fest wie es irgend geht, anzuspannen) wieder los zu lassen. Die Hände dürfen dann offen auf den Beinen abgelegt werden.

Aufgrund der vorherigen maximalen Anspannung mit jetzt folgender Entspannung der Hände, kann sich der Patient sehr gut auf die Hände fokussieren. Der Therapeut kann einige Empfindungen, die der Patient jetzt an den Händen spürt, als gegeben annehmen, ohne dass der Patient hierzu befragt werden muss. Dies ermöglicht einen guten Einstieg in die Trance: *„Und vielleicht spüren Sie jetzt noch einen Rest der An-*

spannung in den Händen... vielleicht ist da noch so ein leicht gespanntes Gefühl auf der Haut... vielleicht fühlen Sie auch noch an den Handinnenflächen, wo sich die Fingernägel eben noch hineingebohrt haben,... aber meist kann man da jetzt auch schon so ein ganz leichtes Gefühl von Entspannung wahrnehmen... vielleicht spüren Sie eine beginnende Wärme in Ihren Händen...".

Wärme ist eine relativ sichere Annahme an dieser Stelle, da die Entspannung der Hände, im Anschluss an die maximale Anspannung, zu einer deutlich verstärkten Durchblutung der Hände führt, was wiederum als Wärme spürbar ist. Außerdem haben wir die Hände gezielt auf die Beine ablegen lassen, was ebenfalls zu einem Wärmegefühl führt.

„... und oftmals, wenn die Hand immer entspannter wird,... Stück für Stück,... entspannter und entspannter, kann man auch so ein Kribbeln in den Händen spüren, ... so ein ganz leichtes Kribbeln..., vielleicht so, als wenn ein leichter Strom durch die Hände fließen würde...".

Dieses **Kribbeln** ist ebenfalls ein normales physiologisches Phänomen, nachdem eine starke Anspannung durch eine gezielte Entspannung abgelöst wird. Durch den Fokus auf die Hände wird die Wahrnehmung dieses Gefühls noch einmal deutlich verstärkt.

Obwohl wir bisher oft das Wort „leicht" in der Induktion benutzt haben und somit zu erwarten wäre, dass sich die Hand jetzt leicht anfühlt, geben viele Patienten an, dass sich Entspannung bei ihnen eher in Form von Schwere zeigt. Hier kann man einen hypnotherapeutischen Kunstgriff anwenden und **leicht** und **schwer** miteinander verbunden anbieten. Dabei kann der Patient das für ihn passende heraussuchen und braucht immer noch nicht befragt werden:

„... und manche Menschen spüren zunächst eine Schwere in ihrer Hand und andere fühlen so eine Leichtigkeit und manchmal kann das auch eine schwere Leichtigkeit oder eine leichte Schwere sein". Sowohl die „leichte Schwere", als auch die Wärme und das Kribbeln sollten mehrfach wiederholt werden (Pacing).

Nachdem der Patient zu Beginn recht lange auf die Entspannung in der Hand fixiert wird, kommt jetzt der Moment, wo sich die Entspannung Stück für Stück über den Körper ausbreiten darf:

„... und Sie dürfen es sich erlauben, einmal neugierig zu sein, wie es wohl sein wird, wenn dieses Gefühl der Entspannung, mit jedem Atemzug, Stück für Stück, auf den Unterarm übergeht".

Achtung: Sehr oft fühlt sich Entspannung in der Hand anders (z.B. leicht) als im Arm (z.B. schwer) an. Hier arbeitet man am besten zunächst nur mit dem Begriff **Entspannung** und fragt dann den Patienten, was er im Arm fühlt, um dann dieses Gefühl zu unterstützen.
Dies ist der Zeitpunkt, an dem die aktive Kommunikation in Trance mit dem Patienten begonnen wird. Das ist anfangs noch etwas schwierig, da das Reden die Trance zunächst stört und die Trancetiefe auch verringert. Durch das Wiederholen der neu gewonnenen Informationen kann allerdings in der Folge eine noch bessere Trance erreicht werden (Fraktionierung, s.S. 64). Für spätere Trancen ist es sehr wichtig, auf diesem Wege die Kommunikation in Trance zu trainieren.
Nach dem Unterarm geht es über den Oberarm, die Schulter, den Nacken, die Brust (hier fühlen die Patienten sehr oft ein „Freiegefühl" und dass sie leichter atmen können), den Bauch und den Rücken bis in die Beine und von dort aus dann wieder hoch bis in den Kopf.

Insbesondere zu Beginn der Therapie kann diese Technik mit dem Ziel der Entspannung und der Verbesserung der Trancefähigkeit gut eingesetzt werden. Sie eignet sich aber auch, um im weiteren Verlauf Entspannung ganz gezielt an die Körperstellen zu bringen, wo der Patient sie gerade benötigt (Fallbeispiel: Colitis Ulcerosa, s.S. 69).
Damit die Patienten zu Hause weiter trainieren können, ist es sinnvoll, die Übung, z.B. auf dem Handy des Patienten aufzunehmen.

5. Selbsthypnose

Hypnose ist ein Therapieverfahren, in dem viele Interventionen Zeit benötigen, um sich zu setzen. Außerdem ist es aufgrund des Praxisaufkommens oftmals gar nicht möglich, einen Patienten öfter als alle 14 Tage zu sehen. Vielen Patienten ist es aber ein Anliegen, zum einen zwischen den Therapiesitzungen selber weiter an sich zu arbeiten und zum anderen, selbsthypnotische Fähigkeiten zu erlernen, um nach Therapieabschluss eigenes „Werkzeug" zur Hand zu haben.
Die hier vorgestellte Technik stammt ursprünglich von Betty Erickson.

Ziele:

1. Verbesserung der Trancefähigkeit: Durch die Übungsmöglichkeit zwischen den Therapiesitzungen kann sich der Patient viel besser an die Arbeit in Trance gewöhnen. Das wiederum erleichtert die folgenden Therapieeinheiten und kann auf lange Sicht viel Zeit sparen.
2. Ausbildung von mehr Selbstständigkeit und Selbstsicherheit: Der Patient lernt selbstständig - ohne den Therapeuten - in Trance zu arbeiten und seine Ressourcen zu stärken. So kann er wichtige therapeutische Interventionen nochmals durcharbeiten bzw. durchleben.

Ablauf:

Zunächst darf der Patient einen besonders schönen Zielort auswählen. Einen **Kraftort**, an dem der Patient jetzt gerne wäre, wo er sich richtig wohl fühlen würde und wo er Energie auftanken könnte. Dieser Ort sollte in seinen Sinnesqualitäten gut vom Patienten beschrieben werden (sehen, hören, fühlen), damit der Therapeut ihn in Hypnose auch genau zu seinem Ort führen kann.
Danach darf der Patient einen bestimmten Gegenstand fixieren und diesen Fokus bis zum Schließen der Augen beibehalten. Während der Fixation soll der Patient drei Dinge nennen, die er dabei **im Raum** sieht. Anschließend nennt er drei Dinge, die er hört und dann drei Dinge, die er fühlt.
In einem zweiten Durchgang nennt er nur noch zwei Dinge, die er sieht, zwei Dinge, die er hört und zwei Gefühle, die er hat. Dann jeweils eins und am Ende dieser dritten Runde schließt er die Augen.

Jetzt beginnt der Patient die Dinge zu beschreiben, die er **an seinem Kraftort** wahrnehmen kann. Zunächst beschreibt er jeweils eine Sache, die er an seinem Kraftort sehen, hören und fühlen kann. Dann folgen zwei Bilder, zwei Geräusche und zwei Gefühle und in der letzten Runde jeweils drei Wahrnehmungen. Jetzt ist der Patient wirklich an seinem Kraftort angekommen und kann von hier aus beginnen, in Trance zu arbeiten oder einfach nur aufzutanken und Ruhe zu finden.

Nach der Induktion kann sehr gut am Kraftort gearbeitet werden und nach weiteren Ressourcen in der Trance gesucht werden. Sehr häufig finden sich an diesen Kraftorten auch Krafttiere oder hypnotische Begleiter, die dem Patienten helfen wollen, seine Probleme zu lösen.

6. Reise zum Wohlfühlort

Die Reise zum Wohlfühlort ist eine zentrale Anwendung in der Hypnosetherapie, die in den meisten Grundkursen der Hypnosetherapiefachgesellschaften als letzte Technik am Ende des Kurses unterrichtet wird. Dabei wird die Technik oft auch als „Safe Place“ oder „Sicherer Ort“ bezeichnet, was ich etwas unglücklich finde, da es in erster Linie darum geht, sich wohl zu fühlen und sich auf etwas Positives zu fokussieren.

Durch die Fokussierung auf einen positiven Ort, an dem sich der Patient wohlfühlen kann, können Beschwerden wie Schmerzen, Ängste, Unruhe, oder belastende medizinische Eingriffe, erleichtert werden. So kann sich der Patient z.B. beim Zahnarzt an seinen Wohlfühlort versetzen und dort eine angenehme Zeit verbringen, während der Zahnarzt die notwendigen Behandlungen durchführt.

Der Wohlfühlort kann aber auch ein guter Ausgangspunkt sein, um von hier aus psychotherapeutisch arbeiten zu können. So bietet er sich beispielsweise gut an, um auf die Suche nach Ressourcen zu gehen.

Ziele:

1. Über die Fokussierung auf einen angenehmen und positiv besetzten Ort, kann die reale **Wirklichkeit**, mit eventuell belastenden Wahrnehmungen, in einem gewissen Maß **ausgeblendet** werden. Dies kann unter anderem zur Schmerzkontrolle genutzt werden.

2. Der Wohlfühlort ist ein guter **Ausgangspunkt** für die Psychotherapie in Trance.

Ablauf:

Zu Beginn der Technik beschreibt der Patient dem Therapeuten einen schönen Ort, an den er sich gut erinnern kann und der mit sehr positiven Gefühlen verknüpft ist. Hierzu lässt sich z.B. ein Urlaubsort nutzen. Es sind aber auch andere Orte, wie das eigene Sofa oder der Sportplatz möglich. Entscheidend ist, dass die Verknüpfung intensiv positiv ist.

Der Patient schildert möglichst genau, wie es an diesem Ort aussieht, welche Geräusche man an diesem Ort hört und was man an diesem Ort fühlen kann (z.B. Weite in der Brust, Sand unter den Füßen, Sonne im Nacken, etc.). Der Therapeut macht sich Notizen, um die erhalte-

nen Informationen später möglichst wortgetreu wiedergeben zu können.
Nachdem der Therapeut genug Informationen zum Wohlfühlort gesammelt hat, kann er den Patienten entweder über eine **formale Induktion** oder einfach durch das Angebot, die **Augen zu schließen**, zu diesem Wohlfühlort führen. Da im Vorgespräch bereits sehr viel über den Wohlfühlort gesprochen, also im Grunde genommen ein intensives *Seeding* durchgeführt wurde, reicht es meist aus, den Patienten die Augen schließen zu lassen und mit den Informationen aus dem Vorgespräch die Trance zu induzieren. Hier sollte sich der Therapeut ruhig ein paar Minuten Zeit nehmen und all die Dinge beschreiben, die der Patient an seinem Wohlfühlort wahrnehmen kann. Dabei hilft es, auf die Mimik und die Atmung des Patienten zu achten, um ein Gefühl dafür zu bekommen, welche Informationen besonders wichtig sind und welche vielleicht gerade in Trance nicht 100%ig passen. So kann das Pacing dem aktuellen Erleben des Patienten angepasst werden.

Nachdem der Patient an seinem Wohlfühlort angekommen ist, bittet man ihn zu beschreiben, was er dort sehen kann. Diese Informationen fügt der Therapeut dann zu seinen bereits vorhandenen Informationen hinzu und nutzt sie für eine weitere Vertiefung der Trance durch Pacing (Fraktionierung, s.S. 64). Anschließend fragt der Therapeut die weiteren Sinneskanäle (hören, spüren, riechen und evtl. auch schmecken) ab und nutzt diese Informationen ebenfalls für weiteres Pacing. Im weiteren Verlauf erkundigt sich der Therapeut, wie sich der Klient dort gerade fühlt, was für Gedanken er hat und was für Emotionen er gerade in sich spürt, um auch diese Informationen zu pacen und für eine weitere Vertiefung der Trance zu nutzen.
Auf diese Art lässt sich eine Trancetiefe erreichen, in der mit dem Patienten gut weiter gearbeitet werden kann. Der Wohlfühlort kann dann z.B. ein guter Ausgangspunkt sein, um gemeinsam mit dem Patienten auf die Suche nach Ressourcen oder Informationen zu gehen (Fallbeispiel: Leaky Gut Syndrome, s.S. 75).

7. „Safe Place“ – Der sichere Ort

Als Hypnosetherapie-Dozent ist mir aufgefallen, dass die Teilnehmer meiner Kurse oftmals unterschiedliche Ideen haben, wie so ein sicherer Ort aussehen soll, bzw. wofür er genutzt werden kann. Die wichtigste Unterscheidung ist für mich die grundlegende Idee, wofür dieser Ort eigentlich benutzt werden soll. Hierbei gilt es vor allem, zwischen dem Wohlfühlort (s.S. 72 und 107), also einem Ort, an dem es dem Patienten besonders gut geht, und dem sicheren Ort, einem Ort, an den sich der Patient flüchten kann, was immer auch in Trance passieren mag, zu unterscheiden.

Ziel:

Der Patient erschafft sich gemeinsam mit dem Therapeuten einen sicheren Ort, zu dem er sich jederzeit flüchten kann, wenn in Trance eine Situation auftaucht, mit der er zu diesem Zeitpunkt noch nicht gut zu Recht kommen kann. Der „Safe Place“ ist dabei wie ein Rettungsfallschirm, der immer mal wieder überprüft (geübt) werden sollte, aber hoffentlich nicht in der Therapie benötigt werden wird.

Ablauf:

Zunächst wird der Patient, mit einer ihm angenehmen Induktion, in eine leichte Trance gebracht. Sobald der Patient beginnt innere Bilder zu sehen, wird er gebeten, sich einen Ort vorzustellen, an dem er völlig sicher von allen Gefahren abgeschirmt ist. Dieser Raum kann in einem Haus (vielleicht so etwas wie ein Panik-Raum) oder auch in der Natur (vielleicht so etwas wie heiliger Boden) oder auch etwas ganz Abstraktes sein, was nur der Patient verstehen kann (vielleicht ein endloses Labyrinth, in dem sich alles und jeder verirrt, der ihm etwas Böses will). Wenn der Patient in Trance hierzu die ersten Ideen geschildert hat, wird er gebeten, sich diesen sicheren Raum gut vorzustellen und detailliert zu beschreiben. Hierzu sollte sich der Therapeut Stichpunkte machen. Jede Einzelheit, die der Patient hier beschreibt, kann ein kleiner Anker sein, über den der Patient später einmal aus einer kritischen Situation herausgeholt werden könnte. Diese visuelle Beschreibung wird intensiv mit dem Patienten gefestigt (Pacing) und anschließend durch weitere **Sinneswahrnehmungen** ergänzt: *„Und wenn es an die-*

sem Ort Geräusche gibt, die Sie hören können, was wären das für Geräusche?... Und wenn Sie sich jetzt ganz auf das konzentrieren, was Sie an diesem Ort riechen können, was könnte dort für ein Geruch sein?... Und vielleicht ist an diesem Ort ja auch eine ganz besondere Temperatur?... In was für einer Position befinden Sie sich an diesem Ort? Stehen Sie, oder sitzen Sie, oder liegen Sie?... Was ist da unter Ihnen? Wie fühlt sich das an?" Auch diese Sinneswahrnehmungen werden durch zahlreiche Wiederholungen gefestigt.

Im nächsten Schritt wird gefragt, wie es sich anfühlt in diesem Raum zu sein. Sollte der Patient von sich aus nicht das Wort **sicher** erwähnen, dann darf der Therapeut es an dieser Stelle einstreuen: *„Und während Sie diese Entspannung fühlen, ist da auch ein Gefühl der Sicherheit, nicht wahr?"*. Wenn der Patient hierauf nicht eindeutig zustimmend reagiert, dann stimmt etwas mit dem Raum nicht. Wir müssen ihn dann entweder verändern: *„Vielleicht fehlt ja noch etwas in diesem Raum, etwas, was unbedingt noch in diesen Raum dazu kommen muss, damit er sich 100%ig sicher anfühlt"*, oder mit dem Patienten gemeinsam einen neuen Raum suchen: *„Und vielleicht ist dieser Raum ja doch noch nicht ganz perfekt für Sie... und wenn Sie mögen, dann dürfen Sie sich einmal erlauben, Ihr Unbewusstes erneut auf die Reise zu schicken, um herauszufinden, wie der Raum aussehen müsste, an dem Sie sich wirklich sicher fühlen..."*.

Sobald der Patient das Gefühl der Sicherheit bestätigt, wird dieses weiter vertieft, indem zum einen diese Sicherheit durch Pacing weiter verstärkt wird und zum anderen dieses Gefühl der Sicherheit mit **Körperwahrnehmungen** verknüpft wird: *„Und jetzt dürfen Sie einmal neugierig sein, wo Sie dieses wunderbare Gefühl der Sicherheit in Ihrem Körper am stärksten spüren."* Auch diese Körperwahrnehmungen werden jetzt natürlich gefestigt und verstärkt.

Zuletzt geht man dann auf weitere Emotionen ein, die der Patient spürt, wenn er sich an seinem „Safe Place" aufhält.

Sobald wir auf diese Art die „Grobversion" des sicheren Ortes erarbeitet und gefestigt haben, kommen wir zum „Feinschliff". Hierbei wird der sichere Ort zunehmenden Gefahren ausgesetzt und bei unzureichendem Schutz weiter verstärkt. Man kann z.B. mit einem kleinen (relativ ungefährlichen) bissigen Hund anfangen, der in den Raum eindringen will. Wird dieser erfolgreich abgewehrt, kommen immer grö-

ßere und gefährlichere Tiere. Immer dann, wenn die Sicherheit noch nicht ausreicht, wird der Patient gefragt, was es brauchen würde, um den Raum noch sicherer zu machen. Diese zusätzlichen Einrichtungsgegenstände werden daraufhin installiert:
Therapeut (T): *„Aha, Sie haben das Gefühl, dass der Löwe einfach zu stark ist und die Tür das nicht aushält. Was bräuchte die Tür denn, damit der Löwe sie auf keinen Fall aufbekommen würde?"*
Patient (P): *„Die müsste unter Strom sein."*
T: *„Ok, dann dürfen Sie jetzt einmal die nötigen Kabel an die Tür anschließen und diese so richtig unter Strom setzen, so dass jeder, der auf der anderen Seite der Tür steht, einen ganz heftigen Stromschlag bekommt... was passiert jetzt?"*
P: *„Oh, der Löwe heult laut auf und läuft weg."*

Auf diese Art wird der Raum, Stück für Stück, mit all den Dingen ausgestattet, die er braucht, um ein wirklich perfekter, sicherer Raum zu sein. Das können je nach Patient sehr technische Einrichtungen sein, oder Gebete und heilige Symbole, oder Runen und Zaubersprüche oder einfach nur sehr, sehr dicke Wände.
So wird der Raum gegen Tiere, böse Menschen, Monster und was immer den Patienten ängstigt, abgesichert. Sobald das geschehen ist, wird der Patient gefragt, was denn das Wichtigste wäre, wogegen der Raum schützen ihn müsse. Was wäre das Schlimmste, was passieren könnte, wovor dieser Raum ihn trotzdem schützen können muss? Dann wird der Raum gegen diese Gefahren getestet und, wenn nötig, weiter ausgebaut.
Abschließend wird jetzt der gesamte Raum, mit all seinen Möglichkeiten, noch einmal sensorisch und emotional vom Therapeuten wiederholt und gefestigt. Diese Übung kann gut aufgezeichnet und dem Patienten dann zum selbstständigen Üben, mitgegeben werden.

8. Handlevitation

Die *Handlevitation* ist eine Form der *Ideomotorik*. Sie stellt meiner Meinung nach ein exzellentes Werkzeug dar, mit dem sich zahlreiche positive Effekte erreichen lassen. Wenn man es richtig angeht, dann können fast alle Patienten Ideomotorik erlernen.
Diese Technik nutze ich schon recht lange. Leider weiß ich nicht mehr, von wem ich sie ursprünglich gelernt habe. Da Burkhard Peter allerdings der Ausbilder in Deutschland ist, der vermutlich am meisten mit Ideomotorik arbeitet und ich diese Technik vor einigen Wochen in einem Seminar bei ihm wiedergesehen habe, gehe ich davon aus, dass er es war, der vor zehn Jahren den ersten „Handlevitation-Samen" bei mir gepflanzt hat.

Ziel:
Über gut spürbare ideomotorische Phänomene lassen sich viele Ziele erreichen. Sowohl der Therapeut, als auch der Klient erhalten ein direktes **Feedback über Trancetiefe** und über die Bereitschaft des Unbewussten, miteinander zu arbeiten. Die Ideomotorik kann außerdem ein **Indikator für den Therapiefortschritt** in Trance sein und dadurch wichtige Hinweise für Blockaden und Lösungsverhinderungsmuster geben. Es gibt sicher noch mehr als ein Dutzend weiterer Anwendungsmöglichkeiten und *„Sie dürfen einmal neugierig sein, welche Ihnen davon in den kommenden Minuten einfallen werden..."*

Ablauf:
Man kann die Technik sehr gut mit einer Blickfixation (s.S. 95) beginnen.
Sobald der Patient die Augen geschlossen hat, erfolgt ein Schwenk von außen nach innen mit Fokuswechsel auf den Arm: *„Und wenn die äußeren Augen geschlossen sind, dann können die inneren Augen sich öffnen und Sie dürfen einmal spüren, wie sich Ihre Hände und Ihre Arme anfühlen. Einfach mal ganz achtsam sein und spüren, wie es den Händen und den Armen geht."*
Im nächsten Schritt möchten wir den Arm zunächst einmal **steif** bekommen. Ein entspannter Arm kann nicht schweben, da wir dazu

auch in Hypnose Muskelkraft benötigen. **Steifheit** heißt im Endeffekt nichts anderes, als das alle Muskeln gleichzeitig arbeiten. Je steifer der Arm wird, je mehr Arbeit also von Agonisten und Antagonisten gleichzeitig geleistet wird, desto leichter wird die ideomotorische Bewegung gelingen.

Zusätzlich können wir auch schon damit beginnen, dass der Arm **leicht** wird: *„Und je mehr Sie Arme und Hände, Hände und Arme spüren, desto mehr werden Sie vielleicht spüren, dass beides eine Einheit bilden kann. Eine Einheit , so wie ein Ast, der ganz stark und kräftig ist, starr und kräftig, ganz starr... und hart und so kann auch Ihr rechter (oder linker) Arm ganz starr und hart werden,... so wie ein kräftiger Ast und je starrer und steifer der Arm wird, desto leichter kann er auch werden, leichter und leichter,... ganz steif und ganz leicht."* Welchen Arm man jetzt wählt, hängt in erster Linie von der Sitzposition des Patienten ab. Bei einigen Patienten braucht es für die Levitation noch etwas taktile Unterstützung. Daher ist es am vernünftigsten, den Arm, der für den Therapeuten am besten erreichbar und berührbar ist, als erstes steigen zu lassen.

Bei einigen Patienten reicht die Induktion von **Steifheit** und **Leichtigkeit** bereits aus, um den Arm zum Schweben zu bringen. Meistens benötigen Patienten allerdings noch ein paar **direktere Suggestionen**. Hier bieten sich beispielsweise Bilder eines Gasballons an, der an der Hand nach oben zieht, oder eines Balles, der unter der Hand aufgepumpt wird und die Hand nach oben drückt: *„Und wenn Sie mögen, dann können Sie sich einmal vorstellen, wie es wäre, wenn jetzt an Ihrem Handgelenk ein mit Gas gefüllter Ballon festgebunden wäre, der diesen leichten Arm jetzt ganz langsam nach oben zieht. Und Sie spüren vielleicht schon diesen ganz leichten Zug, der Ihren Arm ganz langsam von der Sessellehne nach oben zieht,... Stück für Stück nach oben zieht."* An dieser Stelle sollte man sich ein wenig Zeit lassen. Man kann das Bild weiter ausmalen, den Patienten fragen, welche Farbe der Ballon hat und wie es sich anfühlt, diesen Zug am Handgelenk zu spüren. Diese Informationen kann man dann natürlich weiter pacen mit der Idee, dass die Hand irgendwann von allein schwebt. Das passiert bei mir in der Praxis bei etwa 4 von 5 Patienten. Die restlichen 20% benötigen zusätzlich noch Starthilfe in Form **taktiler Unterstützung**.

Bevor man Patienten allerdings in Trance berührt, sollte man sie immer fragen, ob das in Ordnung ist. Sätze wie *„Darf ich Ihr Handgelenk berühren, um Sie ein wenig zu unterstützen?"* werden von Patienten in der Regel immer positiv beantwortet. Sobald ich das Einverständnis für die Berührung habe, streife ich zunächst einmal vom Unterarm über das Handgelenk, den Handrücken entlang und betone noch einmal, dass Arm und Hand eine Verbindung haben und ganz steif sind.

Dann streife ich über das Handgelenk und berühre dabei ganz leicht die Seiten des Handgelenkes. Dabei bitte ich den Patienten sich vorzustellen, dass er dort die Schnur des Heliumballons spüren kann, die ganz leicht sein Handgelenk nach oben zieht. Sollte dies auch noch nicht ausreichen, nehme ich das Handgelenk des Patienten ganz zart zwischen Daumen und Zeigefinger und ziehe damit das Handgelenk ein wenig nach oben. Dabei gebe ich zwar den Impuls, aber die Hauptarbeit soll der Patient machen. Wenn das immer noch nicht ausreicht, nehme ich die Hand des Patienten hoch und gebe etwas Druck auf die Fingerspitzen, so dass die Fingerspitzen beginnen, das Gewicht des Armes zu halten und eine automatische Katalepsie einsetzt (s. Abb. 3, s.S. 116). Dies unterstütze ich zusätzlich verbal mit dem Bild vom starren und steifen Ast. Sobald der Arm steif genug geworden ist, führe ich den Arm ein wenig hin und her. So kann ich spüren, wie der Arm immer fester wird (Flexibilitas cerea). Sowohl die Katalepsie (Starrsucht), als auch die Flexibilitas cerea (wächserne Biegsamkeit) sind physiologische Phänomene, die sich bei den meisten Patienten unter Hypnose gut auslösen lassen. Je fester der Arm jetzt wird, desto lockerer wird mein Griff, bis ich den Arm irgendwann loslassen kann und er im Gleichgewicht von Agonisten und Antagonisten schwebt.

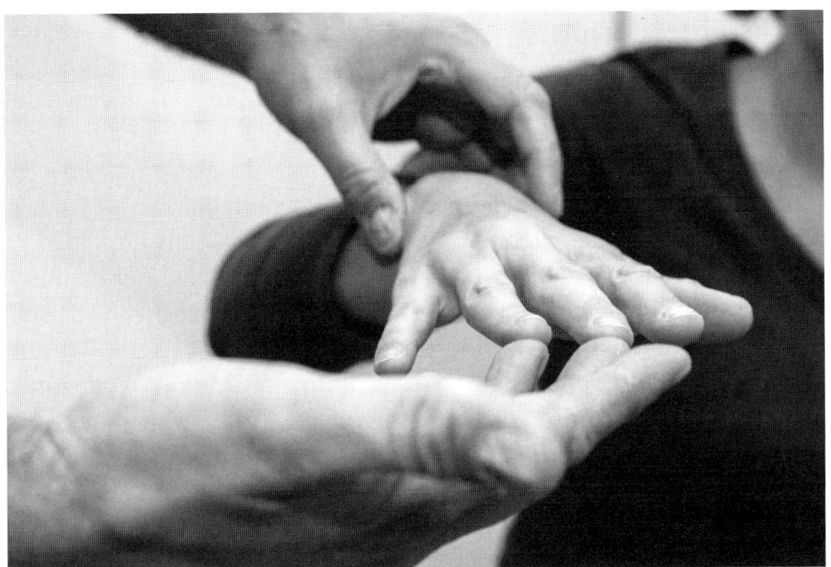

Abb. 3: Der Therapeut zieht die Hand der Patientin am Handgelenk leicht nach oben und stützt die Hand dann über die Finger ab.

Jetzt benötigt man als Therapeut nur noch verbale Induktionen, um den Arm leichter und leichter zu machen und Stück für Stück höher schweben zu lassen, bis der Punkt erreicht ist, an welchem man den Arm zur Weiterarbeit haben möchte. Für den Patienten fühlt sich das so an, als ob der Arm sich jetzt ganz von allein bewegt. Das ist für den Patienten eine sehr eindrucksvolle Bestätigung, in Trance zu sein. Der Arm bewegt sich natürlich nicht von allein, sondern durch Muskelkraft. Anders als bei *willkürlichen Bewegungen*, bei denen die Aktivität der Agonisten erhöht wird, um eine zielgerichtete Bewegung auszuführen, wird bei der *ideomotorischen Bewegung* die Aktivität der Antagonisten herabgesetzt. Die Bewegung entsteht also aus dem Lockerlassen der antagonistischen Muskulatur. Diese Form der Bewegung kennt unser *bewusstes Ich* aber normalerweise nicht und nimmt sie deshalb nicht als aktiv induzierte Bewegung war. Das macht die Ideomotorik so besonders und für uns als Therapeuten so gut nutzbar.

9. Ressourcenfokus

Der Ressourcenfokus ist eine sehr fortgeschrittene Technik, die sich aus verschiedenen Techniken zusammensetzt, die im Verlauf einer Hypnosetherapie-Vollausbildung, bzw. in Zusatzseminaren zu verschiedenen Krankheitsbildern unterrichtet werden.
Diese Technik soll hier dennoch vorgestellt werden, um eine Idee zu bekommen, was mit dem Einsatz von Ressourcen alles therapeutisch erreicht werden kann und wie wichtig, gerade auch in diesem Zusammenhang, die Arbeit in Trance ist.
Der Bremer Neuropsychologe Gerhard Roth hat in den vergangenen Jahren bahnbrechende Forschungsergebnisse zur Auswirkung von Psychotherapie auf die Hirnphysiologie beschrieben. Aus diesen Ergebnissen geht hervor, dass Veränderungen der Emotionen einen sehr großen Einfluss auf Veränderungen von Kognitionen haben. Veränderungen der Kognitionen haben hingegen sehr wenig Einfluss auf Veränderungen der Emotionen haben. Mit dem Ressourcenfokus stelle ich hier eine Technik vor, die enorm viel mit *Emotionen* und *Körpergefühlen* arbeitet und deshalb auch sehr wirkungsvoll ist.

<u>Ziel:</u>
Der Patient soll die Möglichkeit eines sehr starken, positiv besetzten Fokus bekommen, um sich von einem negativen Fokus, wie z.B. Angst oder Panik, befreien zu können.

<u>Ablauf:</u>
Zunächst brauchen wir eine sehr starke Ressource, die hoch emotional besetzt ist. Gut eignen sich hierbei Situationen, die mit Liebe oder Verliebtheit einhergehen. Das kann zum einen die Liebe zwischen Partnern, aber oft noch stärker auch die Liebe zum eigenen Kind sein. Vor Einleitung der Trance wird zunächst intensiv über die Situation gesprochen. Wo findet dieses besondere Gefühl, diese starke Ressource statt?
An dieser Stelle können schon wunderbare kleine Suggestionen gesät werden, wie z.B. *„Und man spürt da schon, da ist gar kein Platz mehr für etwas anderes, da sind nur noch Sie und die großen blauen Augen Ihrer Tochter“* oder *„Ich merke schon, wie unglaublich viel Kraft Ihnen*

dieses Bild gibt“. Wenn man dieses Gespräch ein wenig locker führt und auch etwas Humor zulässt, fällt es dem Patienten übrigens viel leichter, solche kleinen Suggestionen „ungefiltert“ anzunehmen.
Zur Einleitung der Trance, kann man den Patienten dann einladen, *„einfach einmal die Augen zu schließen und ganz in dieses Bild einzutauchen,... noch einmal diese Bilder von damals zu sehen, wo es so angenehm, so wundervoll war...“*.
In Trance wird die Situation dann in allen Einzelheiten durchgegangen und vollkommen darauf fokussiert. Dazu sollte man zunächst mit den **Bildern** anfangen, die der Patient sieht und sich die gesamte Szene gut beschreiben lassen. Hierfür kann man sich ruhig ein bisschen Zeit lassen, denn die Ressource muss letztlich sehr viel Kraft haben, da wir es ja häufig auch mit sehr kräftigen Problemen zu tun haben. Nach den Bildern kann man nach **Geräuschen**, wie z.B. mit der Situation verknüpften Liedern fragen und darauf fokussieren. Man kann auch nach **Gerüchen** oder **Geschmacksrichtungen** fragen, wenn es vielleicht ein tolles Date zum Abendessen war. Anschließend kommt die Frage nach den **Gefühlen**, wobei ich hier zunächst nach den **Emotionen** frage und dann dazu komme, wo man diese angenehmen Emotionen **im Körper** am besten und am stärksten **spüren** kann. Hier sollte man sich wieder Zeit für Pacing nehmen, um den Patienten dieses Gefühl möglichst stark spüren zu lassen. Am Gesichtsausdruck des Patienten kann man meist gut erkennen, wenn die Ressource fest angekommen ist und angenommen wurde.
Abschließend lasse ich den Patienten die Ressource objektivieren und greifbar machen. Hierzu bitte ich den Patienten, *„einmal eine etwas merkwürdige Frage stellen zu dürfen. Angenommen, dieses wunderbare Gefühl, was Sie da gerade über Ihrem Bauchnabel fühlen, dieses wohlig warme und geborgene Gefühl.... Dieses Gefühl der Sicherheit und des absoluten Vertrauens,... angenommen dieses Gefühl hätte eine Farbe... was könnte das vielleicht für eine Farbe sein?“*. Diese **Farbe** wird dann verankert und durch weitere objektivierbare Attribute wie **Oberfläche**, **Temperatur**, **Konsistenz** und **Form** ergänzt. Diese einzelnen Attribute werden immer weiter verfestigt, bis der Patient ein gut greifbares „**Ressourcen-Objekt**“ hat, auf das er sich jederzeit gut fokussieren kann.

Im nächsten Schritt biete ich dem Patienten an, dass sich dieses wunderbare Ressourcen-Objekt im Körper ausbreiten darf: *„Und jetzt dürfen Sie einmal neugierig sein, wie sich diese warme, weiche rosa Wolke von Ihrem Bauchnabel aus, Stück für Stück, in ihrem Bauch ausbreitet,... mit jedem Atemzug ein wenig mehr,... mehr und mehr. Und wenn Sie mögen, dürfen Sie dieses angenehme, rosa-rote, wohlig-warme Gefühl als nächstes in Ihre Brust einfließen lassen, mit jedem Einatmen ein kleines Stückchen höher,... spüren, wie angenehm es sich in der Brust anfühlt, wenn es da wärmer und wärmer wird und sich dieses rosa Wölkchen Stück für Stück ausbreitet...".* Auf diese Weise darf sich die objektivierte Ressource jetzt überall im Körper ausbreiten. Man sollte hier auch immer wieder kleine Anteile der ursprünglichen Ressource mit einbringen, wie z.B. *„und während Sie die Wärme dieser rosa Wolke in Ihrem Herzen spüren, sehen Sie wieder das Lächeln Ihrer kleinen Tochter, wie sie Sie dankbar anstrahlt und genussvoll den Lolli in den Mund steckt...".*

Wir wollen die Ressource und das Ressourcenobjekt wirklich „bombenfest" verankern, so dass der Patient jederzeit, auch in der schlimmsten Krise, darauf zugreifen kann.

Sobald sich das Ressourcen-Objekt im ganzen Körper ausgebreitet hat, biete ich dem Patienten an, all diese angenehmen Gefühle im Körper wieder zurückfließen zu lassen, an einen Ort im Körper, wo sie zu Hause sein können. Einen sicheren Ort, von dem aus diese Gefühle wieder in den ganzen Körper ausströmen können. Dieser Ort ist ein guter *Anker*, auf den der Patient in einer Krisensituation fokussieren kann, um von hier aus die Ressource wieder anwachsen lassen zu können. Ich bitte den Patienten, in Trance zu nicken, wenn er diesen Ort gefunden hat und all die angenehmen Gefühle der Ressource dort ihr sicheres Zuhause erreicht haben. Dann bitte ich den Patienten, sich die Ressource wieder im ganzen Körper ausbreiten zu lassen und diese wieder im ganzen Körper zu spüren, nur um anschließend wieder alles zurückzuholen, an den sicheren Ressourcenort. Das wiederhole ich dann drei bis vier Male, bis ich das Gefühl habe, dass der Patient dieses Ausbreiten der Ressource gut beherrscht.

Immer noch in Trance, konfrontiere ich den Patienten dann mit dem ursprünglichen Problem. Zunächst mache ich das ganz vorsichtig: *„Und jetzt dürfen Sie sich einmal vorstellen, wie es wäre, wenn Sie erfahren* *würden, dass Sie in einer Woche einen kleinen Vortrag halten müssen und Sie spüren wieder dieses unangenehme Gefühl,... aber im nächsten Moment spüren Sie schon dieses warme rosa Wölkchen um Ihren Bauchnabel herum und Sie sehen das Lächeln Ihrer Tochter, den Lolli, dieses wohlig-warme Gefühl, das sich wie eine Welle in Ihrem ganzen Körper ausbreitet und all die negativen Gefühle* (hier sage ich explizit nicht „Angst" oder „Panik", um nicht darauf zu fokussieren, sondern umschreibe das mit allgemeinen Überbegriffen) *wie eine Welle fortspült, bis da nur noch dieses wunderbar angenehme Gefühl im ganzen Körper übrig bleibt,... und Sie sich dann erlauben dürfen, diese wunderschöne weiche rosa Wolke wieder an ihren sicheren Ort zurückfließen zu lassen".*

Diese Übung wiederhole ich dann langsam mit wachsendem Schwierigkeitsgrad. Ich gehe also immer näher an die auslösende Situation heran und beschreibe sie immer eindrücklicher. Ich fokussiere also zunehmend auf die auslösende Situation und mache sie immer präsenter, nur um sie dann wieder von der übermächtigen Ressourcenwelle wegspülen zu lassen.

Im letzten Schritt gehe ich dann zeitlich über die problematische Situation hinaus (Zukunftsvision). Der Patient hat es also geschafft, seine Angst oder Panik zu überwinden und hat die Situation gut überstanden. *„Und jetzt dürfen Sie noch einmal fünf Minuten weiter vorwärts gehen. Der Applaus ist so langsam verklungen und Sie haben sich wieder auf Ihren Stuhl gesetzt. Sie spüren, wie die Anspannung vorbei ist und Sie sich mehr und mehr entspannen dürfen. Und vielleicht spüren Sie sogar einen gewissen Stolz,... wie Sie die Angst besiegt haben,... über sich selber hinausgewachsen sind,... so ein angenehmes Gefühl,... es geschafft zu haben... und wenn Sie mögen, dann dürfen Sie sich erlauben, jetzt noch einmal dieses wohlig-warme rosa Gefühl durch Ihren Körper strömen zu lassen,... wie eine Art Belohnung, wie gut Sie das alles geschafft haben,... das Lächeln Ihrer Tochter,... so stolz sein zu dürfen,... es im ganzen Körper zu spüren... Und wenn für Sie der richtige Zeitpunkt gekommen ist, dürfen Sie all diese angenehmen Gefühle wieder an ihren sicheren Ort zurückführen,... und wenn alles wieder da ist, wo es für Sie richtig ist, dann dürfen Sie sich erlauben, mit jedem Atemzug wieder ein bisschen wacher zu werden..."*

Nachdem wir die Ressource so stark gefestigt hatten, dass Sie auch starke Panikgefühle wegspülen konnte, haben wir nun noch den guten Ausgang in den Fokus mit aufgenommen und einige posthypnotische Suggestionen gestreut, die dem Patienten weitere Sicherheit geben können.

Solche Sitzungen zur Ressourcenstärkung lassen sich sehr gut aufzeichnen und dem Patienten zum Üben mitgeben.

Quellen

Beim schreiben dieses Buches habe ich versucht, mich auf möglichst wenige Quellen zu beschränken. Dies liegt in erster Linie daran, dass ich das Buch als Grundkurs konzipiert habe und mein wichtigstes Anliegen eine gute Lesbarkeit und ein gutes Verständnis für die Hypnosetherapie ist. Wenn ich versucht hätte, all die verschiedenen Strömungen der heutigen Hypnosetherapie mit aufzunehmen, dann wäre dieses Buch sehr verwirrend und verschachtelt geworden.
Mein Fokus bei den Quellen lag dabei zum einen auf der Gesellschaft, aus der ich stamme, also der Milton Erickson Gesellschaft (MEG) Deutschland und zum anderen auf den Gesellschaften, zu denen ich mich jetzt in der Schweiz zugehörig fühle, also der Schweizer Ärztegesellschaft für Hypnose (SMSH) und der Gesellschaft für klinische Hypnose Schweiz (GHYPS). Hieraus ergeben sich auch die wichtigsten Quellen, bei denen ich mich bedanken möchte

1. Skriptum „Medizinische Hypnose" der Schweizer Ärztegesellschaft für Hypnose (SMSH). Dieses Skriptum bildete für mich das Grundgerüst dieses Buches. Da ich selber in der Schweiz ausbilde, muss ich mich vom Curriculum her recht nah an der SMSH orientieren, um meinen Schülern die Zertifizierung ihrer Ausbildung bei der Verbindung der Schweizerischen Ärztinnen und Ärzte (FMH) zu ermöglichen. Dieses Zertifikat basiert auf dem Curriculum der SMSH.
2. Ausbildungsmanual „Klinische Hypnose" der MEG Regionalstelle Tübingen. Dieses Skript ist sehr umfangreich und gut gegliedert. Hier habe ich nach dem Schreiben verschiedener Kapitel dieses Buches noch einmal „quer"-gelesen, um vielleicht noch den einen oder anderen interessanten Punkt übernehmen könnte.
3. Komplette Begleitung einer Hypnosetherapie-Ausbildung B1-B8 an der MEG Regionalstelle Hamburg als Co-Referent 2014/2015. Hier möchte ich den Ausbildern Ortwin Meiss, Manfred Prior, Burkhard Peters und Bernhard Trenkle nochmals dafür danken, dass ich an ihren Kursen teilnehmen und mitwirken durfte. Ich habe in all diesen Kursen unermüdlich mitgeschrieben und gerade die Informationen aus den Kursen B1-B4 mit dem Ausbildungsmanual der MEG Tübingen

abgeglichen, um alles in dieses Buch einfließen zu lassen, was für die Grundkurse der MEG notwendig ist.

4. Wikipedia. Hier habe ich sehr viele Informationen zur Geschichte der Hypnosetherapie und deren Protagonisten erfahren. Außerdem schaue ich, wenn ich einen neuen Abschnitt beginne, gerne mal bei Wikipedia rein, um einen guten Einstieg zu finden.

5. Bei **Ortwin Meiss** möchte ich mich, nicht nur als Quelle, sondern auch als Mentor, noch einmal explizit bedanken. Sehr viel von dem, was ich über Hypnosetherapie weiß oder zu wissen glaube, habe ich von Ortwin gelernt. Mein ganzer Stil, wie ich Trancen führe, ist ausgesprochen stark von Ortwin geprägt. Ernil Hansen hat es einmal auf einen witzigen Punkt gebracht: *„Christian, wenn ich bei dir eine Trance mitmache, habe ich irgendwie das Gefühl, dass Ortwin vor mir sitzt.“*

6. Die vielen **Kurse, Gesprächsrunden, Kongresse und Seminare,** an denen ich als Gast oder als Referent teilgenommen habe. Ich hatte dadurch das große Glück, dass ich oftmals genau am richtigen Ort war und daran teilhaben durfte, wo die Granden der Hypnosetherapie sich über dieses Thema ausgetauscht haben. Diese Erfahrungen sind sicherlich auch an der einen oder anderen Stelle in dieses Buch eingeflossen.

7. Zu guter Letzt habe ich auch einige Techniken aus meinem Buch **„Der Hypnotherapeutische Werkzeugkasten“** übernommen.

Beispieltrancen

Während eines Seminars zur Grundausbildung in klinischer Hypnosetherapie in Hamburg, habe ich den Teilnehmern meine Idee vorgestellt, dieses Buch „Grundkurs Hypnosetherapie“ zu schreiben und sie gefragt, was für Inhalte sie gerne in einem solchen Buch hätten. Die meisten Vorschläge waren von mir bereits für das Buch vorgesehen. Eine Idee, an die ich zuvor nicht gedacht hatte war, einige Hypnosetechniken in ihrem Ablauf wortwörtlich aufzuführen, damit man sie als Therapeut ablesen kann und so einen leichteren Einstieg hat. Sobald man als Anfänger sicherer wird, könnte man dann beginnen, diese Texte nach eigenen Ideen zu verändern und dann zunehmend eigene Texte benutzen.
Jetzt ist die Hypnosetherapie aber eine sehr patientenzentrierte Psychotherapieform, in der die benutzten Worte des Therapeuten für den Patienten maßgeschneidert (und nicht vorgegeben) sein sollten. Sie entwickeln sich also aus der jeweiligen Trance, so dass mir „Trancen zum Ablesen“ irgendwie nicht ganz passend erschienen. Mir fiel dann allerdings wieder ein, dass ich mehrere Jahre lang fast jedem Patienten die Löwengeschichte von Bernhard Trenkle mit großem Erfolg vorgelesen hatte und dabei immer nur ein paar Kernworte veränderte und vielleicht mal den einen oder anderen Absatz wegließ.
Also habe ich mir überlegt, wo solche vorgefertigten Texte nützlich sein könnten. Dabei sind mir in erster Linie *Tranceinduktionen* eingefallen, die bei mir oft nach dem gleichen Schema ablaufen. Insofern habe ich mich entschieden, an dieser Stelle zwei Tranceinduktionen wörtlich niederzuschreiben. Außerdem habe ich noch eine *Entspannungstrance* zugefügt, die ich mit vielen Patienten in der ersten Stunde durchführe.

Die Stellen in den Trancen, an denen ich drei Punkte setze (...) sind als Pausen von ein bis fünf Sekunden zu verstehen, die ich dem Patienten lasse, damit sich seine eigenen Vorstellungen entwickeln zu können. Sie können den Text auch jederzeit ganz nach Ihren eigenen Bedürfnissen ausschmücken und dort, wo es Ihnen zu schnell geht, können Sie auch eine zusätzliche Wiederholung einfügen. Es ist auch hilfreich, den eigenen Sprachstil, vom Beginn der Trance bis zum Ende hin, Stück für Stück zu verändern. Zu Beginn der Induktion rede ich

noch ganz „normal“ mit dem Patienten, so wie im Vorgespräch. Im Verlauf der Induktion spreche ich dann zunehmend **langsamer** und **ruhiger**. Zum Ende hin werde ich dann auch noch ein kleines bisschen **leiser.**
Zusätzlich passe ich mich etwas an die Atmung des Patienten an. So kann ich Aktionen in Trance, z.B. die Ausbreitung von Entspannung (Induktion von Entspannung, s.S. 102) an die **Einatmung** und Ruhe oder „tiefer gehen“ an die **Ausatmung** koppeln.
Ein kleiner Hinweis noch: Die wörtlichen Trancen folgen einer gewissen Trancelogik, aber keiner grammatikalischen Logik. Die vielen grammatikalischen Fehler – Wörter, die scheinbar willkürlich aneinander gereiht sind und endlos lange Bandwurmsätze, die schlussendlich in einer anderen Zeit oder Form enden, als sie begonnen haben - all das ist genau so gewollt und ich musste meinen Korrektoren eindrücklich untersagen, diese waghalsigen sprachlichen Konstrukte zu korrigieren. Die Sprache in Trance ist rein bildhaft und ich induziere mit den Worten Bilder. Die Grammatik spielt dabei keine Rolle mehr.

Um diese Trancen besser nutzbar und veränderbar zu machen, stelle ich sie auch als Worddokumente auf meiner Homepage unter **www.praxisschwegler.ch** zum Download bereit. So kann sich jeder die Schrift nach Bedarf konfigurieren und die Texte können den Bedürfnissen der Patienten angepasst und verändert ausgedruckt werden.

Tranceinduktion mit Blickfixation

Die Tranceinduktion mittels Blickfixation wird unter Techniken (s.S. 95) bereits ausführlich beschrieben, so dass ich hier direkt in den Text hineingehen kann. Die Stellen, an denen ich drei Punkte (...) setze, sind Pausen von drei bis fünf Sekunden, die ich dem Patienten lasse, damit sich seine Vorstellungen entwickeln können. Sie können den Text jederzeit ganz nach Ihren eigenen Bedürfnissen ausschmücken.

„Wenn Sie mögen, dann können Sie sich jetzt einmal ganz bequem hinsetzen. Vielleicht noch einmal die Arme und Beine ein bisschen ausschütteln, den Kopf noch mal ein wenig bewegen, bis Sie für sich die optimale Position gefunden haben. Dabei ist es immer gut, wenn man möglichst symmetrisch sitzt, damit die Sitzposition auch für ein paar Minuten bequem bleibt. Am besten haben Sie dazu beide Füße nebeneinander auf dem Boden und wenn Sie mögen, können Sie die Hände auf Ihrem Schoss oder Ihren Oberschenkeln ablegen, ganz so, für es für Sie am bequemsten ist.
Als nächstes möchte ich Sie bitten, dass Sie sich einmal einen Punkt auf dem Fußboden suchen, auf den Sie sich gut fokussieren können. Es ist ganz wichtig, dass Sie ab jetzt nur noch auf diesen einen Punkt schauen... sich ganz und gar auf diesen einen Punkt konzentrieren. Nur noch dieser eine Punkt ist wichtig und Sie versuchen diesen Punkt ganz genau im Fokus zu behalten.
Irgendwann werden Sie vielleicht merken, wie sich etwas verändert,... wie die Wahrnehmung irgendwie anders wird und Sie das Gefühl haben, als ob die Farben und die Formen sich verändern. Vielleicht entstehen plötzlich Ränder an den Formen, die grün oder rot sein können oder die vielleicht auch ganz andere Farben haben...
Vielleicht haben Sie auch das Gefühl, als ob sich die Formen selber verändern oder die Abstände oder das ganze Muster, während Sie versuchen nur auf diesen einen Punkt zu schauen.
Vielleicht beginnen Sie jetzt auch schon zu spüren, dass sich an den Augen etwas verändert, dass die Augen müder und müder werden. Die Lider werden schwerer und schwerer und es wird schwerer und schwerer, die Augen offen zu halten,... müder und müder,... schwerer und schwerer. Bis irgendwann die Oberlider so schwer werden, dass sie

ganz von alleine tiefer und tiefer gehen, wie ein Rollladen, der am Abend herunter gelassen wird,... nach einem anstrengenden Tag einfach den Rollladen herunter lassen, die Lider sinken lassen,... tiefer und tiefer,... schwerer und schwerer.
Und irgendwann dürfen sich die Oberlider dann ganz bequem auf die Unterlider absenken und die Unterlider dürfen sich ganz bequem an die Oberlider hängen, so dass so etwas wie eine Verbindung entsteht,... eine ganz angenehme Verbindung zwischen den Lidern, die sich so richtig angenehm anfühlt.
Und während Ihre äußeren Augen sich ganz langsam, in Ihrem ganz eigenen Tempo schließen,... genau so, wie es für Sie gut und richtig ist, dürfen Sie sich erlauben, Ihre inneren Augen zu öffnen und einmal neugierig zu sein, was für innere Bilder da für Sie erscheinen. Sich von Ihrem Unbewussten einmal leiten zu lassen, zu dem Ort oder der Situation, die gerade jetzt so wichtig und richtig ist..."

An dieser Stelle beginnt dann die eigentliche Trancearbeit. Das Ziel, wo man in Trance hin möchte, sollte man bereits vor der Induktion mit dem Patienten gut besprochen, oder zumindest mit ein paar säenden Bemerkungen (Seeding, s.S. 58) vorbereitet haben, so dass uns das Unbewusste für die Trance auch nützliche Bilder geben kann.

Tranceinduktion mit Fokusverschiebung von außen nach innen

Dies ist eine Induktion, die ich nicht separat im Technikteil vorgestellt habe und daher hier vorab kurz skizzieren möchte.
Beim Arbeiten in Trance geht es zunächst einmal darum, den Fokus von der Außenwelt auf die Innenwelt zu verschieben. Die nach außen gerichteten Sinne sollen, Stück für Stück, ausgeblendet werden, um Raum für das innere Erleben, die Gefühle und die Emotionen zu schaffen. Ein Beispiel, wie man von den äußeren Bildern auf die inneren Bilder kommt, ist unter Selbsthypnose (s.S. 71 und 105) beschrieben. Mit der hier gezeigten Tranceinduktion soll etwas Ähnliches erreicht werden, so dass wir auch hier mit der Außenwahrnehmung beginnen und dann zunehmend in die Innenwahrnehmung eintauchen. Dabei verschieben wir den Fokus vom Sehen auf das Hören und vom Hören auf das Fühlen. Vom „äußeren" Fühlen, führt der weitere Ablauf dann über die Körperwahrnehmungen, also dem „inneren" Spüren, zu den Emotionen.
Die Stellen, an denen ich drei Punkte (...) setze, sind Pausen von drei bis fünf Sekunden, die ich dem Patienten lasse, damit sich seine Vorstellungen entwickeln können..

„Machen Sie es sich bitte ganz bequem. So bequem, wie Sie gerade auf dem Sessel sitzen können. Dabei ist es immer gut, wenn man möglichst symmetrisch sitzt, damit die Sitzposition auch über ein paar Minuten bequem ist. Am besten haben Sie dazu beide Füße nebeneinander auf dem Boden und, wenn Sie mögen, können Sie die Hände auf Ihrem Schoss oder Ihren Oberschenkeln ablegen, ganz so, für es für Sie am bequemsten ist.
Dann möchte ich Sie bitten, dass Sie sich noch einmal hier im Raum umschauen und den Raum noch einmal so richtig wahrnehmen, bevor Sie gleich Ihre Augen schließen und sich mehr und mehr auf sich selber konzentrieren dürfen... (Patient schließt die Augen).
Und nachdem Sie die Augen geschlossen haben, möchte ich Sie einmal bitten zu lauschen, was Sie gerade an Geräuschen hier im Zimmer hören können. Vielleicht hören Sie den Verkehr draußen oder die Vögel,

die vor dem Fenster zwitschern oder einfach nur meine Stimme, die Sie ganz ruhig und sicher begleiten wird, während Sie sich erlauben dürfen sich zu entspannen,... so, wie es für Sie am besten ist....
Jetzt möchte ich Sie bitten, einmal zu spüren, wie es sich anfühlt, mit beiden Füssen auf dem Boden zu sein,... wie Sie den Fussboden unter Ihren Fußsohlen spüren können... und was für ein Gefühl der Stabilität es sein kann, wenn die Füße so gut mit dem Boden verbunden sind.
Und vielleicht spüren Sie auch die Sitzlehne in Ihrem Rücken, die Ihnen Stabilität und Sicherheit gibt... und es ist gut zu wissen, gut gestützt zu werden und sich einfach einmal anlehnen zu können...
Vielleicht mögen Sie auch einmal fühlen, wie Sie mit Ihrem Gesäß auf der Sitzfläche aufsitzen und wie bequem und entspannend das sein kann... so angenehm, da sitzen zu dürfen, die Sicherheit und die Stabilität zu fühlen und sich dabei einfach ein wenig treiben zu lassen,... tiefer und tiefer zu gehen,... in so einen angenehmen Zustand, in dem man einfach sein darf, dieser Zustand, den Sie vielleicht kennen, wenn Sie ein wenig im Sessel dösen und vor sich hin träumen... und Sie sich einfach erlauben dürfen genau den träumerischen Zustand zu finden, der für Sie gerade richtig und angenehm ist.
Und vielleicht sehen Sie für sich da auch schon die ersten Bilder...".

An dieser Stelle beginnt dann wieder die eigentliche Trancearbeit. Wenn man auf ein bestimmtes Ziel, oder eine bestimmte Situation hinarbeiten möchte, dann sollte man dies bereits intensiv im Vorgespräch angesprochen haben, damit man nach der Induktion nahtlos zur Trancearbeit übergehen kann.
Die obere Induktion könnte dann also z.B. so weiter gehen: *„...schon die ersten Bilder, wie Sie auf diesem wunderschönen grasgrünen Bonanzabike sitzen und bei Ihrer Oma über den Hof fahren... und die Hühner springen gackernd zu Seite und es ist so ein herrlicher Sommertag...".*
Man kann an dieser Stelle natürlich auch verschiedene andere Techniken anschließen lassen, wie beispielsweise eine Stellvertretertechnik: *„... schon die ersten Bilder von einem Tier, einem Tier, dem es genauso geht, wie es Ihnen gerade geht,... einem Tier, das genau die gleichen Probleme hat wie Sie, nur vielleicht noch viel, viel schlimmer. Und Sie dürfen einmal neugierig sein, was für ein Tier Sie da als erstes vor Ih-*

rem inneren Auge sehen...". Stellvertretertechniken werden in meinem Buch **„Aufbaukurs Hypnosetherapie"** ausführlich beschrieben, welches voraussichtlich Anfang 2016 erscheinen wird. Besonders ungeduldige Leser finden ein ausführliches Kapitel zu Stellvertretertechniken auch im Buch **„Der hypnotherapeutische Werkzeugkasten"**.

Induktion von Entspannung

Die Induktion von Entspannung wird im Technikkapitel (s.S. 102) ausführlich beschrieben, so dass ich hier direkt in den Text einsteigen werde. Die Stellen, wo ich drei Punkte setze (…) sind Pausen von drei bis fünf Sekunden, die ich dem Patienten lasse, um sich seine Vorstellungen entwickeln zu lassen.

„Ich möchte heute mit Ihnen eine Übung zur Entspannung machen. Sie kennen möglicherweise schon ganz viele Wege und Möglichkeiten sich zu entspannen. Vielleicht haben Sie schon einmal Yoga gemacht oder meditiert, vielleicht haben Sie sogar schon einmal ein medizinisches Entspannungsverfahren wie Autogenes Training oder Progressive Muskelrelaxation nach Jacobson ausprobiert.
Alle diese Verfahren sind ähnlich und haben doch auch ihre Besonderheiten, genauso wie das, was ich heute mit Ihnen machen möchte auch ähnlich ist und doch auch seine Besonderheiten hat.
Eine Sache, die ein bisschen ähnlich ist, ist der Anfang, den Sie vielleicht von der Progressiven Muskelrelaxation kennen, und bei dem Sie gleich die Hände ganz stark zu Fäusten ballen werden. Eine Sache, die anders ist, ist die sehr starke Fokussierung auf die Entspannung im Körper. Diese wird es Ihnen ermöglichen, nicht nur Ihre willkürliche Muskulatur, wie die Muskeln in den Armen und Beinen, zu entspannen, sondern auch die sogenannte unwillkürliche Muskulatur, also die Muskeln, auf die wir aktiv keinen Zugriff haben. So kann sich beispielsweise auch die Darmmuskulatur oder die Muskulatur in den Blutgefäßen entspannen.
Am besten wir fangen einfach einmal an. Bei der Hypnosetherapie ist es ja so, dass man die Dinge viel besser spüren, als darüber reden kann. Sie können sich jetzt also einfach einmal ganz bequem hinsetzen… genau so, ja… und dann möchte ich Sie bitten, Ihre Fäuste jetzt ganz stark anzuspannen,… ja, so stark wie Sie können… und wieder loslassen… und einen ganz tiefen Atemzug nehmen. Jetzt noch einmal ganz fest die Fäuste ballen… und ich zähle jetzt von drei runter,… drei, zwei, ganz fest, eins… und loslassen… und einen tiefen Atemzug nehmen,… genau so… und noch einmal ganz fest anspannen,… fester,…noch fester... so fest wie es geht,… fünf, vier, so fest wie es geht,… drei, zwei, jetzt Endspurt,… eins… und loslassen… und während

Sie noch einen tiefen Atemzug nehmen, dürfen Sie auch schon die Augen zu machen und sich ganz auf das konzentrieren, was Sie da gerade in Ihren Händen fühlen können... einmal neugierig sein, wie sich das anfühlt, wenn man gerade die Hände so stark zu Fäusten geballt hat,... einmal ganz intensiv in die Hände hinein spüren.
Vielleicht fühlen Sie da jetzt noch so eine Spannung auf den Handrücken, wo die Haut gerade ganz straff gespannt gewesen ist,... oder vielleicht ist da noch in den Handinnenflächen ein Druckgefühl, da wo sich gerade die Fingernägel hineingebohrt haben...und vielleicht gibt es auch noch ein paar andere Dinge an Ihren Händen, wo Sie noch ganz deutlich, so wie ein Echo, spüren, dass Sie Ihre Hände gerade fest zu Fäusten geballt hatten..."

Ab hier beginne ich insgesamt etwas **langsamer** zu sprechen und **immer längere Sätze** zu bilden, die mit „und" ineinander übergehen, so dass es praktisch ein einziger Redefluss wird:

„Aber da ist auch schon etwas Anderes, ein anderes Gefühl, was dieses Echo der Anspannung ganz langsam ablöst,... eine Art Entspannung, so ein leichtes, leises Loslassen,... wie wenn man fühlen könnte, dass man die Anspannung loslässt und sich die Hände ganz langsam entspannen können... und ich möchte Sie bitten, einmal neugierig in Ihre Hände rein zu spüren, wie genau sich das anfühlt, wenn sich die Hände, ganz langsam, in Ihrem ganz eigenen Tempo, beginnen mehr und mehr zu entspannen... und vielleicht spüren Sie da schon so ein leichtes Gefühl von Wärme... spüren, wie Sie so eine leichte Wärme in der Hand fühlen können... so, als ob sich ganz langsam so ein Wärmegefühl in den Händen ausbreiten würde... und Wärme ist oft ein erstes Anzeichen dafür, dass sich etwas entspannen kann... so eine warme Entspannung... eine entspannte Wärme... und vielleicht mögen Sie einfach einmal spüren, wie sich das da gerade in Ihren Händen anfühlt und wo Sie diese angenehme Wärme vielleicht gerade am angenehmsten spüren können....
Und manchmal ist es so, dass wenn sich die Hände ganz langsam beginnen zu entspannen, Sie auch noch andere Dinge in den Händen spüren können.... Vielleicht ist da auch so ein leichtes Kribbeln in den Händen zu spüren, so ein ganz leichtes Kribbeln, wie wenn sich die

einzelnen Zellen der Hand entspannen würden,... wie wenn sie los lassen würden... einfach loslassen... und vielleicht spüren Sie dies ein wenig mehr in den Fingerkuppen, oder in den Handinnenflächen... oder vielleicht im Handrücken oder an den Handballen... ganz genau so, wie es für Sie richtig ist, ganz in Ihrem eigenen Tempo,... entspannter und entspannter,... Stück für Stück,... mehr und mehr,... genau so....
Und oftmals ist es auch so, dass sich das Gewicht der Hände irgendwie zu ändern scheint... dass man das Gefühl hat, als ob die Hände vielleicht ein wenig leichter werden würden, wenn sie sich entspannen,... oder vielleicht auch ein wenig schwerer... und vielleicht mögen Sie einmal spüren, ob Ihre Hände sich eher etwas leichter, oder vielleicht auch etwas schwerer anfühlen... und manchmal kann man das gar nicht so richtig entscheiden, ob das jetzt eher eine leichte Schwere... oder vielleicht doch mehr so eine schwere Leichtigkeit ist, die man da spürt, während sich die Hände mehr und mehr entspannen,...mehr und mehr,... tiefer und tiefer entspannen....
Und vielleicht mögen Sie sich jetzt auch erlauben, diese Entspannung, ganz langsam,... in Ihrem eigenen Tempo,... Stück für Stück,... von Ihren Händen in Ihre Handgelenke einfließen zu lassen... mit jedem Atemzug ein kleines Stück weiter... in Ihre Handgelenke einfließen zu lassen."

Ab hier achte ich genau auf die Atmung des Patienten und nutze das Wort „Atemzug" immer dann, wenn der Patient einatmet. Die Ausbreitung der Entspannung geht praktisch wellenförmig voran, immer wenn der Patient einatmet kommt die nächste Welle.

„Stück für Stück,... Millimeter für Millimeter,...mit jedem Atemzug die Entspannung ein kleines Stück weiter in die Handgelenke einfließen zu lassen... und dann einmal neugierig sein zu dürfen, wie sich die Entspannung denn da in den Handgelenken jetzt anfühlt,... Stück für Stück,... mehr und mehr,... und was sich vielleicht ähnlich wie in den Händen anfühlt... und was vielleicht auch anders sein darf,... während die Entspannung, Stück für Stück,... mit jedem Atemzug in den Unterarm fließt... ganz langsam...bis zum Ellbogen....
Und dann einmal zu spüren, wie es sich anfühlt, wenn der Ellbogen sich langsam entspannt,... was man dabei vielleicht spüren kann,... was fühlt sich vielleicht genauso an, wie am Unterarm,... vielleicht die

Wärme... und was ist vielleicht sogar etwas anders, als am Unterarm,... Atemzug für Atemzug, entspannter und entspannter,... ganz in Ihrem eigenen Tempo,... Stück für Stück,... höher und höher, über den Oberarm, bis in die Schulter,... einfach einmal loslassen und fühlen, wie sich die Schulter anfühlt, wenn sie sich, Stück für Stück,... mehr und mehr entspannt,... Stück für Stück, mehr... und... mehr.
Und dann einmal neugierig sein, wie sich das in den Schultern anfühlt... und wie sich das in den Händen anfühlt... und manchmal ist es so, dass sich die Hände eher etwas leichter anfühlen, wenn sie sich entspannen... und die Schultern eher etwas schwerer... vielleicht ist da in der rechten Hand eher eine Leichtigkeit,... während sich die linke Schulter eher etwas schwerer anfühlt... oder die rechte Schulter hat so ein Schweregefühl,... während die linke Hand sich ganz leicht anfühlt... oder genau umgekehrt... während sich die Entspannung ganz von alleine weiter ausbreitet... von den Schultern in den Brustkorb,... in die Brust fließt... und Sie einmal neugierig spüren dürfen, wie es sich anfühlt, wenn sich der Brustkorb, Stück für Stück,... mehr und mehr entspannt... einmal zu spüren, wie sich das Atmen ändert... und man manchmal das Gefühl haben kann, dass die Atmung irgendwie leichter wird... freier... ganz leicht... und ganz frei... so richtig leicht und frei durchatmen zu können...so angenehm....
Und wenn Sie mögen, dürfen Sie die Entspannung dann von der Brust in den Bauch einfließen lassen... einmal spüren, wie es sich anfühlt, wenn sich der Bauch so angenehm entspannt... einmal in sich hinein zu hören, was da gerade passiert, wenn sich der Bauch, der Magen, der Darm,... wenn es sich alles entspannt... so ein wohlig warmes... so ein angenehm entspanntes Bauchgefühl... und vielleicht so ein leichtes Gluckern zu spüren,... zu fühlen, wie der Darm sich entspannt und vielleicht so ganz leise gluckernde Geräusche von sich gibt,... so entspannt,... so angenehm,... ganz genau so....
Und dann, wenn es für Sie gut und richtig ist, zuzulassen, dass die Entspannung weiter fließen kann,... weiter fließen kann in Ihr Becken, wo Sie so eine ganz tiefe Entspannung spüren dürfen,... tiefer und tiefer,... ganz angenehm und tief,... tief und angenehm,... ganz genau so,... sehr gut,... genau so....
Und vom Becken aus kann die Entspannung dann, ganz in Ihrem eigenen Tempo, in die Beine einfließen,... vielleicht zuerst in die

Oberschenkel,... tiefer und tiefer,... in die Knie,... entspannter und entspannter,... in die Unterschenkel,... ganz in Ihrem eigenen Tempo,... Stück für Stück,... tiefer und tiefer,... Atemzug für Atemzug,... tiefer und tiefer,... in die Sprunggelenke,... und dann in die Füße,... ganz in Ihrem eigenen Tempo und vielleicht sind Ihre Füße schon ganz entspannt,... vielleicht sind Sie aber auch noch dabei zu spüren, wie sich die Knie oder die Unterschenkel entspannen... und Ihr Tempo ist genau das richtige Tempo,... Stück für Stück,... mehr und mehr,... genau so...

Und wenn Sie mögen, dann dürfen Sie sich jetzt erlauben, die Entspannung aus den Beinen mitzunehmen und wieder nach oben fließen zu lassen,... nach oben in den Rücken hinein,... wie so eine Welle, die am Becken beginnt und zuerst die Lendenwirbelsäule entspannt..., dann weiter fließt in die Brustwirbelsäule,... Stück für Stück,... höher und höher, Wirbel für Wirbel,... wie so eine Welle der Entspannung, die Ihre ganze Wirbelsäule hoch fließt und sich Ihr Rücken, Stück für Stück,... mehr und mehr, entspannen darf,... ganz genau so,... sehr gut,... Stück für Stück,... höher und höher,... von der Brustwirbelsäule dann in die Halswirbelsäule... und einmal ganz intensiv zu spüren, wie es sich anfühlt, wenn die Entspannung langsam den Hals nach oben fließt und sich die Kopfhaut beginnt zu entspannen. Vielleicht können Sie diese Welle der Entspannung richtig spüren, diese Weite spüren.... Vielleicht ist da so ein Kribbeln, wie ein wohliger Schauer,... der Ihnen zeigt, dass sich da gerade etwas verändert,... angenehm verändert,... so angenehm,... und Ihr Kopf darf sich genau so entspannen, wie es für Sie gerade richtig und gut ist,... angenehm entspannen,... ganz genau so,... gut so....

Und vielleicht mögen Sie einmal neugierig spüren, was denn das ganz Besondere ist, wenn sich der Kopf entspannt,... was Sie da jetzt fühlen können,... vielleicht ist da so ein angenehmes Gefühl von Weite,... wie wenn der Kopf auf einmal etwas größer wäre,... sich Luft verschafft,... so ein Gefühl von Weite... und Freiheit... und vielleicht auch Klarheit,... wie wenn man auf einmal ganz klar wäre... so eine entspannte und angenehme Klarheit,... so angenehm,... so entspannt, ganz genau so...

Und ich möchte Sie gerne einladen, dieses angenehme Gefühl, was Sie da gerade spüren können, noch ein wenig zu genießen, sich jetzt einfach einmal eine Minute Pause erlauben, in der ich ganz ruhig bin

und Sie sich einfach noch einmal ein paar Augenblicke gönnen, diese angenehmen Gefühle spüren zu dürfen... (60s).
Und wenn Sie mögen,... dann dürfen Sie sich erlauben, einen Teil von dieser angenehmen Entspannung mitzunehmen... mitzunehmen, wenn Sie langsam, ganz in Ihrem eigenen Tempo beginnen wieder wacher zu werden..."

Hier beginne ich dann wieder schneller und etwas lauter zu sprechen und komme wieder in die „Wachsprache" zurück.

„Wacher und wacher, sich wieder zurück zu orientieren. Hier, in das Praxiszimmer, ganz genau so. Und vielleicht haben Sie jetzt schon Lust, Ihre Hände und Füße wieder zu bewegen,... sich auszustrecken,... ja genau... und dann die Augen zu öffnen und ganz erfrischt und wach wieder ganz im Hier und Jetzt sein. Ja genau,... schön!... Wie geht es Ihnen jetzt?"

Hier folgt dann das Nachgespräch, was ich sehr gerne für Psychoedukation zum Thema Entspannung und körperliche Veränderungen durch Entspannung nutze. Da ich diese Sitzung fast immer aufzeichne, bekommt der Patient dann die Hausaufgabe, diese Trance möglichst häufig bis zum nächsten Therapietermin zu üben. Zum einen ist das sehr angenehm und der Patient trainiert sich zu entspannen und zum anderen ist es eine gute Übung in Trance zu gehen, die uns in späteren Sitzungen sehr hilfreich sein wird.

Weitere Ressourcen zum Download

Das Schreiben eines solchen Buches erfordert viel Arbeit und viel Zeit. Alleine für die Korrekturen und die strukturellen Verbesserungen haben Julia, Manfred und ich fast einen Monat gebraucht. Kaum ist das Buch dann in Druck, fallen einem auch schon die ersten Dinge ein, die man doch vergessen hat, oder die sehr schön in das Buch hineingepasst hätten. Da so ein Buch allerdings eine relativ lange „Halbwertzeit“ im Regal hat und es nicht sehr sinnvoll ist, alle zwei Monate eine neue Auflage zu erarbeiten, habe ich mir überlegt, meine Bücher mit einem schnelleren Medium, dem Internet, zu kombinieren.
So kann ich all die Dinge, die mir nützlich erscheinen, einfach zum Download zur Verfügung stellen.
So finden Sie jetzt schon auf meiner Homepage **www.praxisschwegler.ch** unter dem Punkt *Ausbildung* einen Link zu einer Downloadseite. Dort finden Sie dann z.B.:

1. **Vorgefertigte Trancen** für einen einfacheren Einstieg in die Hypnosetherapie.
2. **Hypnotherapeutische Techniken.**
3. **Kommentierte Transkripte** von Trancen, die ich in Seminaren vorgestellt habe.
4. **Kursmaterial** für die Seminare, die ich präsentiere.
5. **Informationen und Ideen**, die ich für interessant genug erachte, um sie mit Ihnen teilen zu wollen.

Bei Fragen oder mit Ideen, was Ihnen bei Ihrer hypnotherapeutischen Arbeit noch helfen könnte, erreichen Sie mich am einfachsten per E-Mail unter **christian@praxisschwegler.ch**.

Empfehlenswerte Ausbildungsinstitute

Die Hypnosetherapieausbildung ist in Deutschland, Österreich und der Schweiz sehr unterschiedlich geregelt, wobei ich zu Österreich am wenigsten schreiben kann, da ich dort nur an wenigen Instituten unterrichtet habe und die einzelnen Institute nicht über einen Dachverband miteinander vernetzt sind.

Die Liste der empfehlenswerten Ausbildungsinstitute ist auch keinesfalls vollständig, da ich schlicht und ergreifend nicht jeden Ausbilder kenne.

Ein paar allgemeine Empfehlungen habe ich bereits im Kapitel Klärung der Begrifflichkeiten (s.S. 7) abgegeben. So sollte der Ausbilder auf jeden Fall ein approbierter Facharzt oder ein approbierter psychotherapeutisch arbeitender Psychologe sein. Bei Ärzten empfiehlt sich natürlich ein Facharzt für Psychiatrie und Psychotherapie oder ein Facharzt für Psychosomatische Medizin.

Warum grenze ich die Ausbilder so ein? Warum keine Heilpraktiker oder Pädagogen? Wenn ich schon dafür plädiere, dass wir auch diese Berufsgruppen in Hypnosetherapie ausbilden sollten, warum sollte dann eine Ausbildung bei ihnen schlechter sein?

Die Antwort, oder besser meine Antwort darauf, ist einfach. Ich bin der Meinung, dass ein Ausbilder für ein Psychotherapieverfahren über Erfahrungen auf allen Gebieten der Psychotherapie verfügen muss. Er sollte sich mit Beziehungsstörungen, Depressionen, Anpassungsstörungen, Substanzabusus, Persönlichkeitsstörungen, Traumatisierungen, Schmerzstörungen und psychotischen Störungen auskennen. Dieses Spektrum haben im Normalfall nur die oben genannten approbierten Berufsgruppen.

Wenn z.B. ein Mentaltrainer mit Techniken aus der Hypnosetherapie arbeiten möchte um Sportler zu coachen, dann finde ich das sehr vernünftig. Wenn er andere Coaches in seiner Arbeitsweise ausbildet ist das auch sehr gut. Wenn er aber eine allgemeine Hypnosetherapieausbildung für alle Berufsgruppen anbieten möchte, dann bin ich da sehr skeptisch und kann mir nicht vorstellen, dass daraus eine gute und fundierte Ausbildung resultiert.

Abgesehen davon, ist bei approbierten Psychologen oder Psychiatern die Wahrscheinlichkeit, dass sich dahinter irgendwelche Scharlatane,

Esoteriker oder Abzocker verbergen deutlich geringer, als bei Berufsbezeichnungen, die nicht geschützt sind. So kann sich jeder, auch der gescheiterte Jurastudent, der ein paar Videos von Derren Brown gesehen hat, „Hypnosetherapeut" oder sogar „Master of Hypnotherapy" nennen. Der Kreativität sind hier keine Grenzen gesetzt.

Wenn ich bei Google nach einer „Schule für Hypnosetherapie" suche, dann sind fast alle Suchergebnisse auf Seite 1 höchst fragwürdig.

Jetzt habe ich sehr viel über schwarze Schafe geschrieben, wobei dieses Kapitel sich doch eigentlich damit beschäftigen soll, wie man die „weißen Schafe" findet. Um dies ein wenig zu vereinfachen, möchte ich hier zunächst in die drei deutschsprachigen Länder unterteilen.

1. Deutschland

In Deutschland gibt es mehrere Vereine und Organisationen, die sich um die medizinische, bzw. klinische Hypnosetherapie bemühen und für vernünftige Ausbildungsstandards sorgen. Dabei sind die Institute selber meist entweder eigenständige Vereine oder Privatunternehmen, die sich nur unter einem Dachverein zusammengeschlossen haben. Dies hat den Vorteil, dass man die Ausbildungsinstitute gut über ihren Dachverbband finden kann und ich an dieser Stelle nur die Dachverbände vorstellen muss.

Milton H. Erickson Gesellschaft für Klinische Hypnose (MEG)
Waisenhausstraße 55
80637 München
Tel.: 089 / 340 29 720
Fax: 089 / 340 29 719
E-Mail: kontakt@MEG-Hypnose.de
www.meg-hypnose.de

Deutsche Gesellschaft für Hypnose und Hypnotherapie e.V. (DGH)
Daruper Straße 14
48653 Coesfeld
Tel.: 02541 / 88 07 60
Fax: 02541 / 7 00 08
E-Mail: DGH-Geschaeftsstelle@t-online.de
www.hypnose-dgh.de

Deutsche Gesellschaft für Zahnärztliche Hypnose (DGZH) e.V.
Königstr. 80
70173 Stuttgart
Tel.: 0711 / 23 60 618
Fax: 0711 / 99 78 36 30
E-Mail: mail@dgzh.de
www.dgzh.de

Deutsche Gesellschaft für Ärztliche Hypnose und Autogenes Training e.V.
Postfach 1365
41436 Neuss
Tel.: 02131 / 46 33 70
Fax: 02131 / 46 33 71
www.dgaehat.de

Sicherlich gibt es auch gute Institute, die frei und außerhalb dieser Dachverbände arbeiten. Diese sollten dann aber zumindest durch die **International Society of Hypnosis (ISH)** oder die **European Society of Hypnosis (ESH)** anerkannt sein.

2. Österreich

Bei dem Land Österreich ist es für mich am schwierigsten, gute Empfehlungen zu geben. Hier gibt es meines Wissens nach keinen von der **International Society of Hypnosis (ISH)** oder der **European Society of Hypnosis (ESH)** anerkannten Dachverband, der Hilfe bei der Suche nach einem guten Institut leisten könnte. Insofern kann ich an dieser Stelle nur die Institute empfehlen, die ich selbst kenne.

MEGA - Milton Erickson Gesellschaft Austria
Löwengasse 3/2
1030 Wien
Tel.: 0660 / 577 90 09
E-Mail: office@hypno-mega.at
www.hypno-mega.at

Milton Erickson Institut Seeham/Salzburg
Fraham 22
A-5164 Seeham
Tel./Fax: 06217 / 64 55
E-Mail: info@miltonericksoninstitut.com
www.miltonericksoninstitut.com

Hypno-Synstitut
Wiedner Hauptstraße 90/9
1050 Wien
Tel.: 0676 / 408 69 96
Fax: +43 1 545 07 959
E-Mail: gross@hypno-synstitut.at
www.hypno-synstitut.at

Milton Erickson Institut Innsbruck
Kochstraße 1
A-6020 Innsbruck
Tel.: 0664 / 38 05 072
Fax: 0664 / 38 05 072
E-Mail: office@mei-innsbruck.at
www.mei-innsbruck.at

Milton Erickson Institut Graz
Radetzkystraße 18/3
8010 Graz
Telefon: 0676 / 403 87 01
www.mei-graz.at

3. Schweiz

In der Schweiz wird die Ausbildung größtenteils durch zwei Vereine abgedeckt. Neben den beiden Vereinen gibt es noch zwei eigenständige empfehlenswerte Ausbildungsinstitute.

Schweizer Ärztegesellschaft für Hypnose
Dorfhaldenstr.5
6052 Hergiswil
Tel.: 041 / 281 17 45
Fax: 041 / 280 30 36
E-Mail: info@smsh.ch
www.smsh.ch

Gesellschaft für klinische Hypnose Schweiz
Bernstrasse 103A
3052 Zollikofen
Tel. + Fax: 031 / 911 47 10
E-Mail: info@hypnos.ch
www.hypnos.ch

Klingenberger Institut für Klinische Hypnose
Schloss Klingenberg
8508 Homburg
Tel.: 052 / 7632574
Fax: 052 / 7632574
E-Mail: bongartz@hypnose-kikh.de
www.hypnose-kikh.de

Praxis Schwegler
Batteriestrasse 27 - PWS A401
4101 Bruderholz
Tel.: 061 / 422 11 22
Fax: 061 / 422 11 23
E-Mail: info@praxisschwegler.ch
www.praxisschwegler.ch

Danksagung

Es gilt an dieser Stelle, vielen Menschen zu danken: Der Familie, den Kollegen und am allermeisten natürlich dem Leser für sein Interesse.

Es gibt ein paar Menschen, denen ich für ihre Unterstützung bei diesem Buch besonders danken möchte.
Zunächst gilt mein Dank Manfred Freund, der unentgeltlich das gesamte Buch lektoriert hat, einfach nur, um mich bei meiner Arbeit „freund"-schaftlich zu unterstützen.

Dankbar bin ich auch meiner Mutter, die sich seit März 2014 um den Vertrieb meiner Bücher kümmert und mir damit eine der größten Schwierigkeiten bei der Vermarktung abgenommen hat.

Zu guter Letzt möchte ich an dieser Stelle meiner Frau Julia herzlich danken. Das tue ich nicht allein, weil sie meine Frau ist - wobei das eigentlich schon Leistung genug wäre für viele Danksagungen - sondern, weil sie dieses Buch hier erst möglich gemacht hat. Ich bin zwar recht schnell im Schreiben, nur ist das, was ich dann zu Papier bringe, für die meisten Leser schwer verständlich. Glücklicherweise ist Julia Medizinredakteurin und konnte aus dem von mir geschriebenem Chaos ein gut lesbares Buch für Hypnosetherapieanfänger erarbeiten.

Abkürzungsverzeichnis

Abb.	Abbildung
DGZH	Deutsche Gesellschaft für Zahnärztliche Hypnose e.V.
ESH	European Society of Hypnosis
etc.	et cetera
Ggf.	Gegebenenfalls
GHYPS	Gesellschaft für klinische Hypnose Schweiz
ISH	International Society of Hypnosis
MEG	Milton H. Erickson Gesellschaft für Klinische Hypnose
MEGA	Milton Erickson Gesellschaft Austria
MEI	Milton Erickson Institut (meist gefolgt von einem Ort)
s.o.	siehe oben
s.S.	siehe Seite
s.u.	siehe unten
SMSH	Société Médicale Suisse d'Hypnose = Schweizer Ärztegesellschaft für Hypnose
TCM	Traditionelle Chinesische Medizin
z.B.	z.B.

Hypnose von Grund auf lernen

Sie haben noch keine Hypnosetherapieausbildung und möchten dieses wunderbare Therapieverfahren gerne von Grund auf lernen? Ab Januar 2015 biete ich regelmäßige Grundkurse in Basel an. Diese Kurse beinhalten jeweils 32 Unterrichtsstunden, verteilt auf zwei Zweitageskurse (Freitag/Samstag oder Donnerstag/Freitag).
In diesen Grundkursen lernen Sie die Grundlagen der Hypnosetherapie, die Induktion von Trancen und die Arbeit mit Patienten in Trance. Die Kurse sind so aufgebaut, dass eine anschließende Vollausbildung in medizinischer oder klinischer Hypnosetherapie möglich ist. Die Kurse im Januar und Februar sind auf Ärzte und Psychologen beschränkt. Die Kurse im September und Oktober sind für alle Berufsgruppen offen, die therapeutisch, pädagogisch oder im Coachingbereich tätig sind.
Nähere Informationen zu den Kursinhalten und Supervisionsmöglichkeiten finden Sie unter **www.praxisschwegler.ch**.

Zum Zeitpunkt der Drucklegung dieses Buches sind folgende Kurstermine geplant:

2015

16./17.01.2015	Grundkurs Hypnosetherapie 1 - Nur für Ärzte und Psychologen
13./14.02.2015	Grundkurs Hypnosetherapie 2 - Nur für Ärzte und Psychologen
10./11.09.2015	Offener Grundkurs Hypnosetherapie 1
01./02.10.2015	Offener Grundkurs Hypnosetherapie 2

2016

15./16.01.2016	Grundkurs Hypnosetherapie 1 - Nur für Ärzte und Psychologen
25./26.02.2016	Grundkurs Hypnosetherapie 2 - Nur für Ärzte und Psychologen
08./09.09.2016	Offener Grundkurs Hypnosetherapie 1
27./28.10.2016	Offener Grundkurs Hypnosetherapie 2

Der Hypnotherapeutische Werkzeugkasten

Wie geht es weiter nach dem Grundkurs? Sie haben jetzt all die Grundlagen, die Sie benötigen, um damit beginnen zu können, die Hypnosetherapie in Ihre Therapien mit einfließen zu lassen. Sie haben ein gutes Fundament und Sie haben die grundsätzlichen Ideen und das positive Menschenbild der Hypnosetherapie in sich aufgenommen. Ein gutes Fundament ist wichtig, aber es ist jedoch nur der Anfang. Der Anfang, um darauf ein wunderschönes Gebäude zu bauen.
Zur Weiterbildung in Hypnosetherapie gibt es verschiedene Möglichkeiten.
Zunächst einmal könnten Sie eine **Vollausbildung** an einem anerkannten Hypnosetherapieinstitut absolvieren. Diese umfasst meist noch einmal ca. 100 Stunden *strukturierte Fortbildung* (in Deutschland und Österreich sind das z.B. die sogenannten B-Seminare), ca. 100 Stunden *freie Fortbildung* (z.B. C-Seminare) und 50 bis 100 Stunden *Supervision*. Dazu kommen dann noch, je nach Fachgesellschaft und Institut, *Selbsterfahrung*, *Fallvorstellungen* und *Kongressbesuche*.

Wenn man sich aber noch nicht ganz sicher ist, ob man so viel Aufwand betreiben möchte, gibt es auch andere Wege, Hypnosetherapie, Stück für Stück, zu erlernen.
Das erste was man als „junger“ Hypnosetherapeut benötigt, ist ein guter **Supervisor**, da man hier im direkten Kontakt sehr schnell lernen kann, wie man in Therapien erfolgreicher wird. Außerdem lernt man hier in direktem Bezug auf eigene Patienten neue Techniken kennen, die man zu dem Zeitpunkt benötigt und dementsprechend auch anwendet. Bei Kursen ist es leider oftmals so, dass man zwar ganz tolle Dinge lernt, die dann aber in den nächsten Wochen nicht benötigt und somit auch wieder vergisst. Das Anwenden der Techniken ist aber entscheidend für den Lernerfolg und die daraus resultierenden therapeutischen Fähigkeiten.

Dazu fällt mir gerade ein kleiner Witz ein:
Ein Tourist macht Urlaub in Berlin und möchte sich all die dortigen Sehenswürdigkeiten anschauen. Auf seinem Weg trifft er einen Berliner und fragt ihn: „Entschuldigung, wie komme ich denn in die Berliner Philharmonie?" Darauf der Berliner: „Üben, üben, üben!"

Ein weiterer Rat von mir ist, ruhig schon Spezialseminare (z.B. C-Seminare) zu den Themen zu besuchen, die man wirklich in der eigenen Arbeit benötigt. Wenn man das Fundament hat, dann braucht man nicht unbedingt „der Reihe nach" zu lernen.

Letzten Endes, kann man natürlich auch ganz direkt zusätzliche hypnotherapeutische Techniken lernen. Eine gute Möglichkeit hierfür bietet mein Buch **„Der Hypnotherapeutische Werkzeugkasten."**

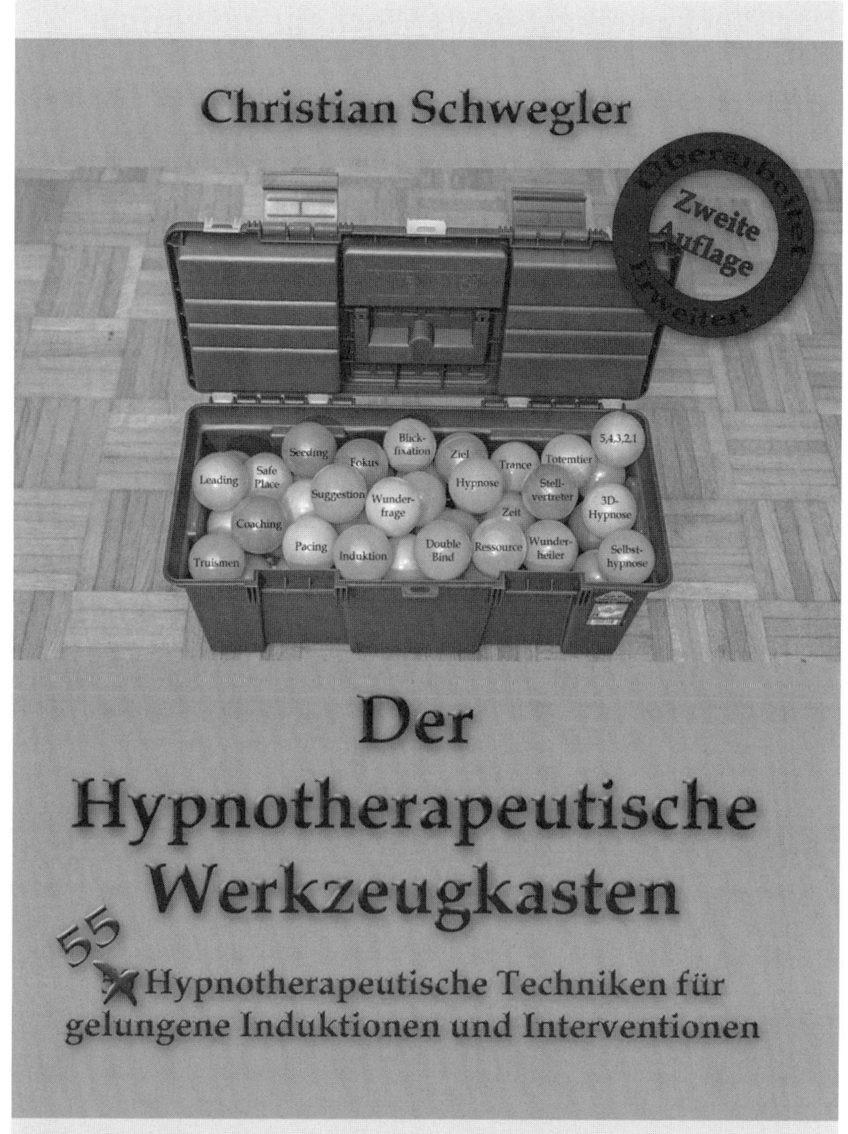
Christian Schwegler
Zweite Auflage
Erweitert
Seeding
Blick-fixation
Ziel
Trance
Totemtier
5,4,3,2,1
Leading
Safe Place
Fokus
Hypnose
Stell-vertreter
Suggestion
Wunder-frage
Zeit
3D-Hypnose
Coaching
Pacing
Induktion
Double Bind
Ressource
Wunder-heiler
Selbst-hypnose
Truismen
Der Hypnotherapeutische Werkzeugkasten
55 Hypnotherapeutische Techniken für gelungene Induktionen und Interventionen

Der Werkzeugkasten als Wochenendseminar

Sie finden Bücher zwar schön, möchten die Techniken aber auch gerne einmal live präsentiert bekommen? Kein Problem! Es gibt bereits verschiedene Workshops und Wochenendseminare zum Hypnotherapeutischen Werkzeugkasten. Natürlich kann man nicht alle Techniken an einem Wochenende vorstellen, insbesondere nicht, wenn man die Techniken vernünftig präsentieren und anschließend von den Teilnehmern selber durchführen lassen möchte.
Insofern gibt es zurzeit drei verschiedene, voneinander unabhängige Werkzeugkastenseminare. Alle Seminare haben zwar einen Schwerpunkt, hauptsächlich geht es aber darum, verschiedene Techniken zu erlernen.
Der Hypnotherapeutische Werkzeugkasten 1 beschäftigt sich in erster Linie mit dem Einstieg in eine Hypnosetherapiebehandlung und den dafür gut einsetzbaren Techniken.
Im Hypnotherapeutischen Werkzeugkasten 2 geht es schwerpunktmäßig um die therapeutische Beziehung und die Arbeit mit Ressourcen.
Der Hypnotherapeutische Werkzeugkasten 3 beschäftigt sich in erster Linie mit der therapeutischen Sprache, sowie Placebo- und Nocebo-Effekten.
Die Seminare sind alle für sich allein stehend, durchführbar. Sie bauen nicht aufeinander auf. Man kann z.B. Seminar 2 einzeln oder erst Seminar 3 und dann Seminar 1 besuchen.

Eine Auflistung der zur Drucklegung dieses Buches geplanten Seminartermine, finden Sie auf der folgenden Seite. Es kommen jedoch regelmäßig neue Seminar-Orte und Seminar-Termine hinzu. Eine aktuelle Liste finden Sie unter **www.praxisschwegler.ch**

Seminartermine 2015 und 2016

2015

26./27.06.2015	Der Hypnotherapeutische Werkzeugkasten 1 Zürich: www.ief-zh.ch
04./05.07.2015	Der Hypnotherapeutische Werkzeugkasten 1 Fürth: http://www.ivs-nuernberg.de
25./26.09.2015	Der Hypnotherapeutische Werkzeugkasten 1 Hamburg: http://www.milton-erickson-institut-hamburg.de/
23./24.10.2015	Der Hypnotherapeutische Werkzeugkasten 1 Basel: www.praxisschwegler.ch
20./21.11.2015	Der Hypnotherapeutische Werkzeugkasten 2 Basel: www.praxisschwegler.ch
11./12.12.2015	Der Hypnotherapeutische Werkzeugkasten 2 Zürich: www.ief-zh.ch

2016

24./25.03.2016	Der Hypnotherapeutische Werkzeugkasten 1 Basel: www.praxisschwegler.ch
21./22.04.2016	Der Hypnotherapeutische Werkzeugkasten 2 Basel: www.praxisschwegler.ch
19./20.05.2016	Der Hypnotherapeutische Werkzeugkasten 3 Basel: www.praxisschwegler.ch
26.-29.05.2016	Der Hypnotherapeutische Werkzeugkasten 1+2 Salzburg: www.miltonericksoninstitut.com

Weitere Seminarorte und Seminartermine finden Sie unter **www.praxisschwegler.ch**

Patientenratgeber Hypnosetherapie

Nachdem ich zuvor schon meine Seminare und Kurse vorgestellt habe, möchte ich an dieser Stelle auch noch mein nächstes Buch, den **„Patientenratgeber Hypnosetherapie“** ankündigen, welches im Frühjahr 2015 erscheinen soll.

Als ich mit Hypnosetherapie angefangen habe, bin ich auf ein kleines Büchlein von Janet Fricker und John Butler mit dem Namen „Geheime Künste: Hypnotherapie“ gestoßen. Dieses Buch beinhaltet, neben etwas geschichtlichem Hintergrund und ein paar allgemeinen Informationen zur Hypnose, in erster Linie die Behandlungsmöglichkeiten mit Hilfe von Hypnosetherapie. Diese wurden nach Krankheitstypen unterteilt und jeweils mit sehr einprägsamen und positiven Fallgeschichten belegt.
Dieses Buch war eine wunderbare und gut zu lesende Werbung für Hypnosetherapie, so dass ich mir sofort zehn Stück kaufte und an Patienten verlieh, bei denen ich mir eine Hypnosetherapie gut vorstellen konnte. Diese Patienten waren nach dem Lesen so begeistert und so voller Hoffnung, dass die sich anschließenden Hypnosetherapien sehr angenehm und auch sehr erfolgreich verliefen.

Leider bekam ich nicht alle ausgeliehenen Bücher zurück, so dass ich mehrfach nachkaufen musste, bis dieses Buch eines Tages vergriffen war. Da ich trotz intensiver „Literaturrecherche“ kein vergleichbares Buch mehr gefunden habe, entschloss ich mich, selber einen solchen Patientenratgeber zu schreiben. Hierbei ging es mir in erster Linie um ein leicht lesbares und kurzes Büchlein, was Patienten helfen sollte, die Möglichkeiten der Hypnosetherapie zu entdecken und gleichzeitig die Ängste vor dieser Therapieform abzubauen.

Die ISBN-Nummer des Buches lautet: 978-3-033-04385-5

Patientenratgeber

Christian Schwegler

Hypnosetherapie

Was ist Hypnosetherapie?

Welche Erkrankungen lassen sich behandeln?

Wie findet man einen guten Therapeuten?

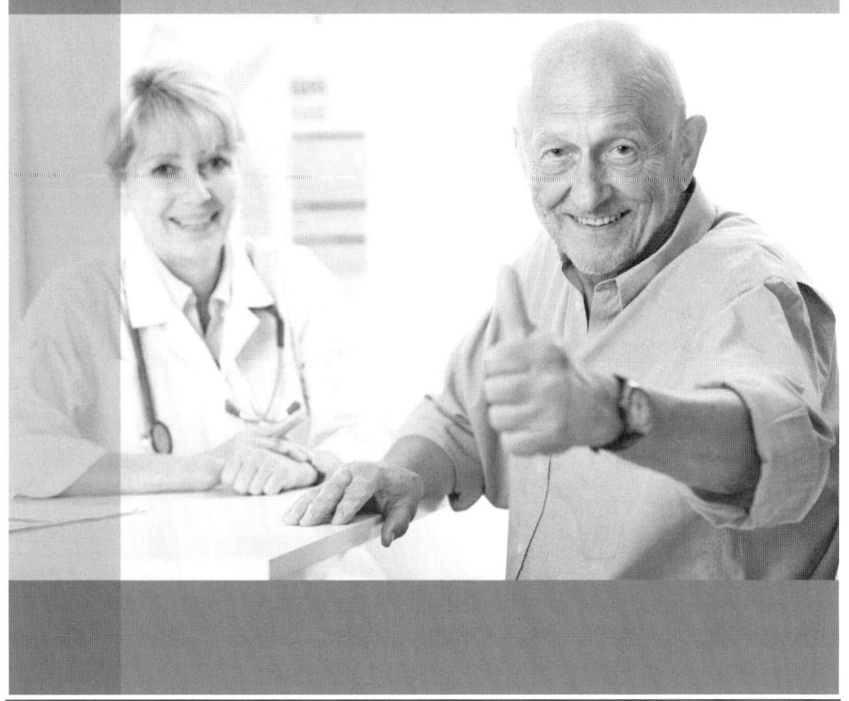